Resolvendo Casos em Audiologia

Dados Internacionais de Catalogação na Publicação (CIP)
(Câmara Brasileira do Livro, SP, Brasil)

Resolvendo casos em audiologia / Marcia Regina Gama (org.). – 3. ed.
São Paulo : Plexus, 2001.

Vários colaboradores
Bibliografia
ISBN 978-85-85689-57-5

1. Audição – Avaliação 2. Audiologia – Estudos de casos 3. Audiometria
4. Fonoaudiologia I. Gama, Marcia Regina. II Título.

01-0670 CDD-617.809
NLM-WV 270

Índice para catálogo sistemático:

1. Audiologia : Estudo de casos : Medicina 617.809

www.plexus.com.br

RESOLVENDO CASOS EM AUDIOLOGIA

Marcia Regina Gama (org.)

plexus

Capa: **BVDA - Brasil Verde**
Diagramação: **Join Editoração Eletrônica**

Plexus Editora
Departamento editorial
Rua Itapirucu, 613 - 7º andar
05006-000 - São Paulo - SP
Fone: (11) 3872-3322
Fax: (11) 3872-7476
http://www.plexus.com.br
e-mail: plexus@plexus.com.br

Atendimento ao consumidor
Summus Editorial
Fone: (11) 3865-9890

Vendas por atacado
Fone: (11) 3873-8638
Fax: (11) 3873-7085
email: vendas@summus.com.br

Impresso no Brasil

SUMÁRIO

Apresentação

Este livro é fruto de um antigo projeto que nasceu da necessidade de um material didático e organizado para que eu e outros colegas, professores e supervisores, pudéssemos utilizar com nossos alunos em graduação ou com profissionais que desejassem retomar o estudo em audiologia.

O projeto se ampliou para as várias possibilidades de avaliação, como as emissões otoacústicas, o BERA e a avaliação vestibular.

Este livro não deve substituir qualquer livro-texto básico sobre o assunto, no entanto deve ser utilizado como apoio às atividades de discussão de casos em supervisão.

Também não é possível esgotar todas as possibilidades de achados nos diversos exames, mas tentamos discutir as questões clínicas básicas e mais freqüentemente encontradas.

Marcia Regina Gama

Leia Estas Dicas Antes de Iniciar sua Leitura:

Este livro de exercícios não substitui:

- um bom livro-texto em audiologia;
- as discussões com o seu supervisor;
- o conhecimento sobre as patologias auditivas (etiologia, sintomas e achados audiológicos).

Antes de começar os exercícios, separe dez folhas de avaliação audiológica completa e vá colocando os exercícios, passo a passo, completando os testes que compõem a bateria de avaliação.

Tente sempre realizar sozinho(a) os exercícios propostos e só depois vá ao gabarito com os resultados.

Anote todas as suas dúvidas e leve-as para discutir com o seu supervisor ou com o seu colega de trabalho.

Esperamos que você aproveite a leitura.

1

Interpretando uma Avaliação Audiológica Básica

Marcia Regina Gama

A audiometria de tons puros constitui a base da avaliação audiológica, apesar dos enormes avanços tecnológicos que dispomos hoje, como: as avaliações dos potenciais evocados de curta, média e longa latências, as emissões otoacústicas e muitos outros procedimentos.

A avaliação dos resultados obtidos na audiometria tonal por via aérea e óssea possibilita a determinação do grau e do tipo da perda auditiva, a configuração audiométrica, se a perda é simétrica (igual nas duas orelhas) e se é bilateral ou unilateral.

Toda avaliação audiológica deve ser precedida por dois procedimentos básicos. Primeiro, a *anamnese*, que tem como objetivo levantar a história clínica e, mais especificamente, otológica do indivíduo. A grande importância da *anamnese* é fornecer dados que norteiem uma hipótese dos achados da avaliação que será realizada para que você não vá para o exame "às escuras".

As perguntas básicas e mais importantes que não podem faltar, independentemente da queixa, são:

- motivo do encaminhamento;
- passado otológico;
- outros sintomas associados à perda auditiva;
- presença de zumbido (tipo, grau, orelha);
- qual a orelha mais afetada pela queixa.

No caso de crianças, a *anamnese* é mais abrangente com questões sobre gravidez, parto, habilidades de fala e linguagem.

As respostas a estas questões e outras que você julgar necessárias ao esclarecimento do caso lhe darão um suporte para o início da avaliação, escolhendo a melhor técnica (ascendente ou descendente) e o melhor tipo de estímulo (tom puro contínuo, *warble*, pulsátil) e também iniciando pela orelha menos afetada pela queixa.

A seguir à *anamnese*, realizamos a *inspeção visual do meato acústico externo* para observarmos se há alguma coisa que nos impossibilite de realizar a avaliação auditiva, como: excesso ou rolha de cerume, presença de corpos estranhos, colabamento de conduto auditivo, otorréia ou outras manifestações.

Iniciamos a avaliação, geralmente, pela audiometria tonal por via aérea. Nela identificamos o limiar auditivo para as freqüências de 250 a 8000 Hz.

Para classificarmos os resultados dos limiares auditivos, utiliza-se algum tipo de classificação. A seguir, apresentamos a classificação do Bureau Internacional de Fonoaudiologia (BIAP), de 1996. Esta classificação está baseada numa forma de refletir melhor a perda auditiva, em especial, nas freqüências da fala. A perda auditiva é calculada pela soma dos limiares de 500, 1000, 2000 e 4000 hz., dividindo-os por 4. Quando houver uma perda assimétrica, o total da orelha melhor é dividido por 7 e o da orelha pior, por 3. A somatória do total das duas orelhas é, então, dividida por 10.

Normal	Média tonal = 20 dB	Socialmente adequado
Perda leve	Entre 21 e 40 dB	A fala é percebida com pequena dificuldade (em especial, em freqüência baixa)
Perda moderada	1º grau: entre 41 e 55 dB 2º grau: entre 56 e 70 dB	A fala é percebida com voz mais elevada, piora na presença de ruído
Perda severa	1º grau: entre 71 e 80 dB 2º grau: entre 81 e 90 dB	A fala é percebida com voz gritada, e piora muito no ruído
Perda profunda	1º grau: entre 91 e 100 dB 2º grau: entre 101 e 110 dB 3º grau: entre 111 e 119 dB	A fala não é percebida sem amplificação
Cofose	Média é superior e 120 dB	Nada é percebido

Em seu *primeiro exercício*, tente montar cada uma das possibilidades a seguir:

1.º) um audiograma normal bilateral;
2.º) um audiograma com perda leve bilateral;
3.º) um audiograma com perda moderada bilateral;
4.º) um audiograma com perda severa bilateral;
5.º) um audiograma com perda profunda bilateral.

Tente primeiro e depois vá ao gabarito no final do capítulo.

Lembre-se de que os casos mostram perdas bilaterais simétricas, mas podemos ter muitas variações desses resultados, como: normal × leve, leve × moderada, moderada × severa, severa × profunda e todas as combinações possíveis entre elas.

É claro que estes resultados estarão de acordo com as alterações (patologias) envolvidas. Para que se realize uma boa avaliação da audição, não só a perícia em executar os procedimentos de testagem é importante, mas conhecer as patologias que estarão envolvidas em cada quadro é fundamental, senão você será apenas um executor de testes, e não um fonoaudiólogo.

Lembre-se: os resultados devem ter coerência entre si. Você não pode fazer um limiar em 1000 Hz em 10 dB, 2000 Hz em 55 dB, 3000 Hz em 15 dB e 4000 Hz em 80 dB. A coerência está na própria fisiologia da audição.

Quando constatamos uma audiometria tonal por via aérea com limiares iguais ou maiores que 25 dBNA, devemos realizar a via óssea nas freqüências de 500 a 4000 Hz. O objetivo da via óssea é determinar o local da alteração, que pode ser na orelha externa, média ou interna. Assim, podemos determinar os diferentes tipos de perda auditiva:

Condutiva: quando ocorrem alterações na orelha externa e/ou média que comprometem a transmissão da onda sonora para a orelha interna.

Neurossensorial coclear (ou sensório-neural): quando ocorrem alterações nas estruturas da cóclea em geral e, mais especificamente, no órgão de Corti.

Neurossensorial retrococlear (ou neural): quando ocorrem alterações no nervo auditivo.

Mista: quando ocorrem alterações tanto na condução como na sensação (cóclea ou nervo auditivo) do som.

Central: quando ocorrem alterações no caminho do estímulo pela via auditiva ou nas estruturas do lobo temporal.

Funcional: quando os resultados da avaliação audiológica são incompatíveis com o comportamento auditivo do indivíduo.

Aqui vale lembrar o cuidado que você deve ter na colocação dos fones e do vibrador ósseo. Uma colocação inadequada pode provocar uma perda auditiva em determinadas freqüências que não existem e, assim, modificar o diagnóstico auditivo e otológico.

Desta forma, no *segundo exercício*, vamos voltar aos exemplos anteriores e colocar a via óssea (cuidado: siga a numeração dos casos).

Caso 2.1 – perda auditiva condutiva leve bilateral.

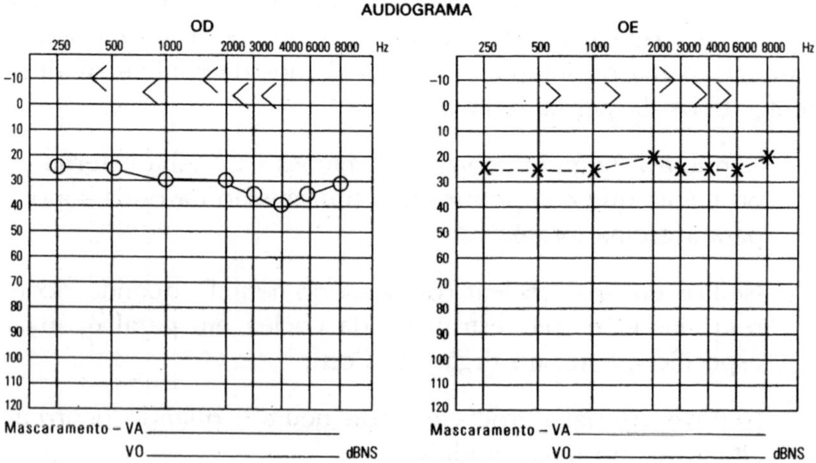

Caso 3.1 – perda auditiva condutiva moderada bilateral.

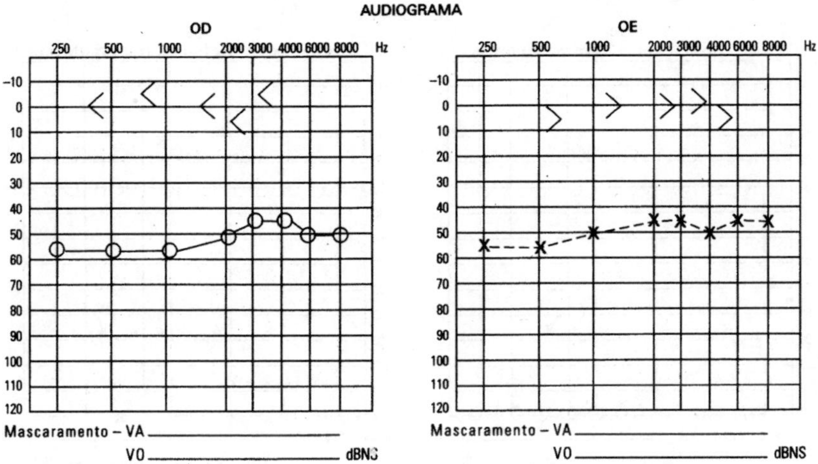

Caso 4.1 – perda auditiva sensorial severa bilateral.

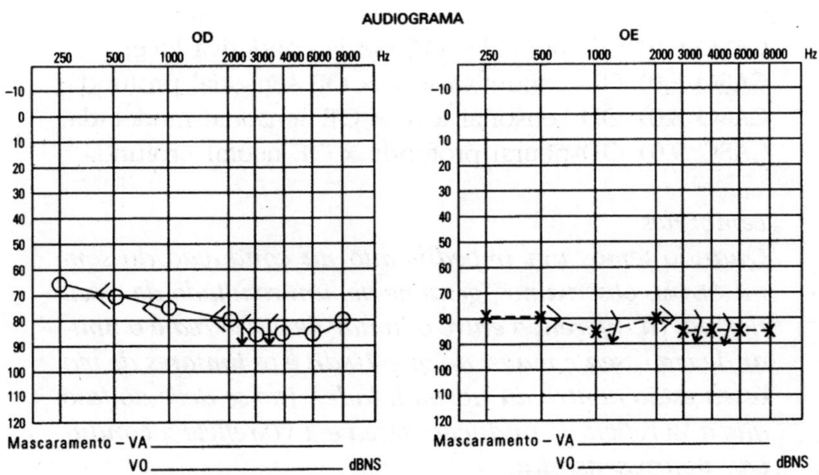

Caso 5.1 – perda auditiva neural profunda.

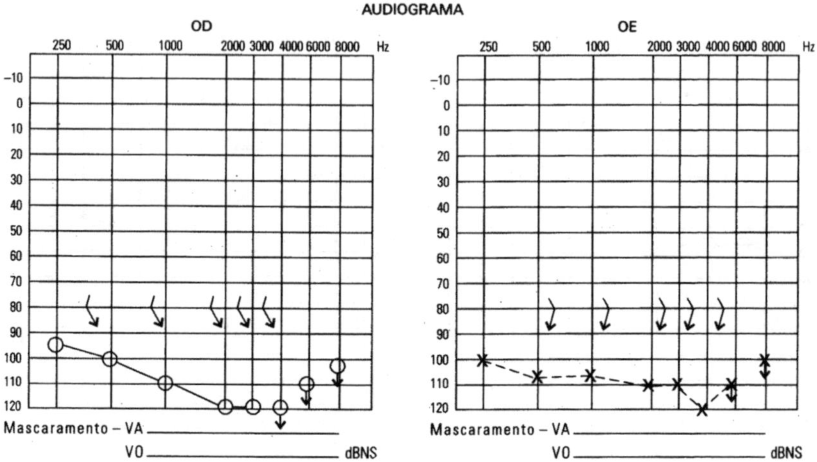

Lembre-se: as flechas para baixo indicam que você chegou ao máximo de saída do seu equipamento e o paciente não apresentou resposta.

Agora é sua vez, tente estas possibilidades no *terceiro exercício:*

CASO 6.0) OD normal × OE perda condutiva leve;
CASO 7.0) OD condutiva leve × OE sensorial profunda;
CASO 8.0) OD sensorial leve × OE sensorial moderada;
CASO 9.0) OD neural profunda × OE neural profunda.

Lembretes:
Quando temos um impedimento na condução do som na OE/OM, observamos, geralmente, um resultado de óssea normal (a diferença entre o limiar de via aérea e o limiar de via óssea é maior do que 10 dB e os limiares de via óssea estão dentro da normalidade); isto se deve ao fato que a VA reflete a condução aérea e a VO reflete a condução neurossensorial.

Quando temos um comprometimento na condução pela via sensorial ou neural, observamos que os resultados de VA são iguais a VO (ou a diferença é no máximo de 5 dB). Isto porque os dois testes refletem o mesmo problema ou local de alteração.

Quando temos uma perda mista, observamos uma alteração nas duas formas de condução aérea e óssea devido a alterações na OE e/ou OM e/ou OI.

A localização e extensão da perda auditiva não podem e não devem ser estimadas somente por estes resultados, sendo imprescindível, no mínimo, que realizemos a logoaudiometria e a imitância acústica.

Antes de prosseguirmos com os testes da bateria da avaliação da audição, vamos falar do mascaramento, pois se ele não for utilizado em alguns dos exercícios acima, teremos respostas irreais das condições das orelhas em termos de condução e sensação do som.

Por que usar mascaramento?

Quando uma orelha percebe um determinado som, este som é ouvido na outra orelha com uma diferença de 40 dB. Por exemplo: se o limiar auditivo em 1000 Hz é de 0 dB na orelha direita, e na orelha esquerda o limiar é de 60 dB, quando este som de 60 dB é apresentado, a orelha direita vai percebê-lo em 20 dB.

Assim, o mascaramento é utilizado para eliminar a possível participação da orelha não testada enquanto avaliamos a outra (isto é, em nosso exemplo, a direita).

Sem a utilização do mascaramento na orelha com melhor limiar, você obterá na orelha com pior limiar uma curva sombra da orelha melhor.

Para que usar?

Para apagar, "enganar", "aumentar o limiar auditivo" da orelha que não está sendo avaliada.

Quando usar em via aérea?

Quando o som apresentado na orelha em teste é captado na orelha não testada, em via óssea, porque o som é suficientemente forte para ser percebido na orelha testada e não testada, isto é, quando este som tiver ultrapassado o valor da atenuação interaural, que é considerado, em média, 40 dB.

Quando usar em via óssea?

A atenuação para a via óssea é considerada zero. Por quê? Porque a estimulação apresentada em uma cóclea é percebida na outra, praticamente sem perda da intensidade do som. Por isso, devemos sempre nos preocupar em utilizar o mascaramento na situação de realização da audiometria tonal por via óssea.

Então, agora, no *exercício 4.1* você deve identificar nos casos as orelhas em que você deveria estar utilizando o mascaramento, em via aérea e em via óssea.

Aponte a orelha que receberá o mascaramento e por quê:

	OD/VA		OE/VA	
	SIM	NÃO	SIM	NÃO
CASO 1.0	( )	( )	( )	( )
CASO 2.0	( )	( )	( )	( )
CASO 3.0	( )	( )	( )	( )
CASO 4.0	( )	( )	( )	( )
CASO 5.0	( )	( )	( )	( )
CASO 6.0	( )	( )	( )	( )
CASO 7.0	( )	( )	( )	( )
CASO 8.0	( )	( )	( )	( )
CASO 9.0	( )	( )	( )	( )
CASO 1.1	( )	( )	( )	( )
CASO 2.1	( )	( )	( )	( )
CASO 3.1	( )	( )	( )	( )
CASO 4.1	( )	( )	( )	( )
CASO 5.1	( )	( )	( )	( )

Confira seus resultados para VIA AÉREA no gabarito.

No *exercício 4.2*, vamos pensar na situação de apresentação em VIA ÓSSEA. Aponte as situações necessárias.

	OD/VO		OE/VO	
	SIM	NÃO	SIM	NÃO
CASO 6.0	( )	( )	( )	( )
CASO 7.0	( )	( )	( )	( )
CASO 8.0	( )	( )	( )	( )
CASO 9.0	( )	( )	( )	( )
CASO 1.1	( )	( )	( )	( )
CASO 2.1	( )	( )	( )	( )
CASO 3.1	( )	( )	( )	( )
CASO 4.1	( )	( )	( )	( )
CASO 5.1	( )	( )	( )	( )

Como fazer o mascaramento?

Vou apresentar um procedimento descrito em Goldstein & Newman (1999):

Para via aérea e via óssea:

1) encontre o limiar sem mascaramento;
2) compare este limiar com a óssea da outra orelha (ONT);
3) se a diferença for igual ou maior do que 40 dB, utilize o mascaramento;
4) pegue o limiar da via aérea ONT e some 15 dBNS;
5) retestar o limiar da OT. Se ele não se modificar, coloque mais + 5 dB de mascaramento na ONT;
6) cada vez que o paciente responde ao tom puro na OT, aumente 5 dB de mascaramento na ONT;
7) cada vez que o paciente não responder ao tom puro, procure o novo limiar de 5 em 5 dB;
8) ao encontrá-lo, reiniciar os aumentos do valor do mascaramento na ONT de 5 em 5 dB até que aumente três vezes consecutivas e não haja mudanças no limiar da OT.

Após as discussões sobre mascaramento na via aérea e óssea, vamos continuar com os testes que compõem a bateria de avaliação audiológica e completar nossa avaliação com a LOGOAUDIOMETRIA. O objetivo da logoaudiometria ou audiometria vocal é avaliar a qualidade da recepção auditiva, principalmente em termos do reconhecimento auditivo.

Temos três testes: o primeiro é o limiar de recepção de fala (o SRT ou LRF), que tem como objetivo verificar se os limiares de fala encontrados na via aérea estão adequados e concordantes. Assim, o indivíduo deve repetir 50% dos estímulos apresentados no menor nível de intensidade (o próprio limiar do SRT), que deve ser de 0,5 ou 10 dB acima da média do limiar tonal de via aérea. Para este teste geralmente utilizam-se palavras trissilábicas.

O segundo teste é o índice de reconhecimento de fala (o IRF), que tem como objetivo obter um índice percentual de acerto de palavras ouvidas num nível de intensidade de 30 a 40 dbNS (acima da média dos limiares auditivos de 500 Hz, 1000 Hz e 2000 Hz), e assim fornecer uma medida quantitativa da recepção e reconhecimento de fala do indivíduo. Esta medida nos ajuda a *prever* o desempenho comunicativo social do indivíduo.

O terceiro teste é o limiar de detecção da fala (LDF OU SDT). Geralmente é aplicado em casos em que não há linguagem oral suficiente para a realização dos anteriores. O resultado esperado é que o LDF seja igual à média de 500, 1 kHz e 2 kHz, ou igual ao melhor limiar destas três freqüências.

Nestes testes deve-se ter grande cuidado com alguns itens como:

a) Nível de intensidade de apresentação: padroniza-se que o IRF deve ser feito de 30 a 40 dBNS. Este cuidado deve ser observado principalmente em indivíduos com recrutamento, onde 40 dBNS pode ser demasiado intenso e desconfortável.
b) A qualidade da apresentação das palavras pelo avaliador. A apresentação em *Compact Disc* (CD) é bem interessante, e você deve se acostumar a utilizá-la. Temos alguns materiais já gravados que podem ser utilizados.
c) A presença de dificuldades articulatórias (como um distúrbio articulatório) deve ser tratada com atenção e rigor para considerar-se uma palavra certa ou errada.
d) Qualidade das listas de fala utilizadas. Verifique se as listas que você utiliza estão dentro das normas propostas (veja Katz, capítulo 10).

e) Cuidados na ordem ao paciente da tarefa a ser executada e verificação da necessidade de uso de frase introdutória, como "repita a palavra...". O uso desta frase não é um consenso entre os avaliadores.

A qualidade do reconhecimento de fala está diretamente relacionada ao tipo da perda auditiva e à extensão das alterações. As perdas condutivas têm um índice de reconhecimento de fala muito bom, pois não há alterações na recepção do órgão de Corti, somente um bloqueio na OE e/ou OM na passagem da onda sonora. Assim, os índices geralmente estão próximos de 100% de acerto.

Nas perdas auditivas neurossensoriais haverá uma diferenciação de respostas importantes para o diagnóstico diferencial entre as perdas cocleares e retrococleares. Nas perdas cocleares, a qualidade da recepção é melhor do que nas retrococleares. Assim os índices de reconhecimento nas cocleares acompanham o grau e a configuração da perda auditiva, mas nas retrococleares o índice será sempre muito ruim, independentemente destes fatores.

Há também muitas classificações sobre o grau de dificuldades na comunicação. Aqui descrevemos a classificação da ANSI (1989), segundo o envolvimento do reconhecimento da fala.

limiar normal	nenhuma dificuldade com fala
perda leve	dificuldade somente com fala em baixa intensidade
perda moderada	dificuldade freqüente, mesmo com fala em intensidade mais alta
perda moderadamente severa	dificuldade com fala, mesmo muito intensa
perda severa	só entende fala gritada ou amplificada; uso de apoio visual
perda profunda	muita dificuldade, mesmo com fala amplificada e apoio visual

Então, no *exercício 5*, vamos retornar aos nossos casos e colocar os resultados de logoaudiometria em cada um deles.

Caso 1.0 – normal

SRT/SDT
OD: 5 ou 10 dB

IRF
OD: 100 % 40 dB Mono
OD: ___ % ___ dB Diss

Masc-SRT/SDT – OD: ____________
OE: ____________

Masc-IRF – OD: ____________
OE: ____________

SRT/SDT
OE: 10 ou 15 dB

IRF
OE: 100 % 50 dB Mono
OE: ___ % ___ dB Diss

Caso 2.1 – perda auditiva condutiva leve

SRT/SDT
OD: 30 ou 35 dB

IRF
OD: 100 % 70 dB Mono
OD: ___ % ___ dB Diss

Masc-SRT/SDT – OD: ____________
OE: ____________

Masc-IRF – OD: ____________
OE: ____________

SRT/SDT
OE: 30 ou 35 dB

IRF
OE: 100 % 65 dB Mono
OE: ___ % ___ dB Diss

Caso 3.1 – perda auditiva condutiva moderada

SRT/SDT
OD: 60 dB

IRF
OD: 100 % 95 dB Mono
OD: ___ % ___ dB Diss

Masc-SRT/SDT – OD: ____________
OE: ____________

Masc-IRF – OD: ____________
OE: ____________

SRT/SDT
OE 55 dB

IRF
OE: 100 % 90 dB Mono
OE: ___ % ___ dB Diss

Caso 4.1 – perda auditiva sensorial severa

SRT/SDT
OD: 75 dB

IRF *2
OD: 50 % 105 dB Mono
OD: 60 % 105 dB Diss

Masc-SRT/SDT – OD: ____________
OE: ____________

Masc-IRF – OD: ____________
OE: ____________

SRT/SDT
OE 80 dB

IRF *1
OE: ___ % ___ dB Mono
OE: ___ % ___ dB Diss

---

*1 Na OE não é possível realizar devido ao grau da perda auditiva.

*2 Observe a intensidade máxima de seu equipamento para fala.

Caso 5.1 – perda auditiva neural profunda

SRT/SDT
OD: 100 dB

IRF
OD:___ %___ dB Mono
OD:___ %___ dB Diss

Masc-SRT/SDT – OD: __________
OE: __________

Masc-IRF – OD: __________
OE: __________

SRT/SDT
OE: 105 dB

IRF
OE:___ %___ dB Mono
OE:___ %___ dB Diss

Agora, tente nos casos de 6.0 a 9.0, e depois vá ao gabarito no final.

E quanto ao mascaramento de logoaudiometria?

1) Encontre o limiar não mascarado do SRT da OT.
2) Compare com o SRT da ONT ou com a média dos limiares da fala em óssea da ONT e veja se é igual ou maior do que 45 dB. Se for, utilize mascaramento.
3) Recomenda-se que a intensidade do mascaramento na ONT não seja menos que 30 dB abaixo do SRT da OT.

Exercício 6:
Do mesmo modo, aponte as orelhas que devem ser mascaradas na logoaudiometria.

	SIM	NÃO
CASO 1.0	( )	( )
CASO 2.0	( )	( )
CASO 3.0	( )	( )
CASO 4.0	( )	( )
CASO 5.0	( )	( )
CASO 6.0	( )	( )
CASO 7.0	( )	( )
CASO 8.0	( )	( )
CASO 9.0	( )	( )
CASO 1.1	( )	( )
CASO 2.1	( )	( )
CASO 3.1	( )	( )
CASO 4.1	( )	( )
CASO 5.1	( )	( )

Para finalizarmos nossa avaliação audiológica, vamos ver os testes que compõem a avaliação imitanciométrica. Os testes de imitância acústica servem para a identificação e a classificação das alterações de orelha média e a avaliação da cóclea e de desordens de tronco cerebral auditivo através do reflexo acústico. Dois testes são os mais importantes: a timpanometria e a pesquisa do reflexo estapediano ou reflexo acústico.

A timpanometria reflete as mudanças ocorridas no sistema tímpano-ossicular quando a pressão aérea é modificada no meato acústico externo. Seus resultados são colocados num gráfico, o timpanograma, e classificados de várias formas. A mais conhecida é a proposta por Jerger (1970) em: tipo A, B, C, Ad e Ar. Os valores de complacência para a normalidade podem ser diferentes, dependendo do equipamento que você estiver usando.

A pesquisa do reflexo estapediano fornece dados para o fechamento do diagnóstico das diversas patologias auditivas. O limiar do reflexo é a menor intensidade do estímulo acústico em que ocorre uma mudança mínima mensurável da compliância da orelha média (Northern & Gabbard, 1999). As respostas são avaliadas em termos da presença ou ausência do limiar do reflexo contralateral e ipsilateral.

Lembre-se: para a realização da imitância acústica, você deve ter realizado uma boa inspeção do meato acústico externo, observando obstruções ou a presença de alterações ou perfurações na membrana timpânica. Por isso, a avaliação otorrinolaringológica anterior à bateria de testes audiológicos é importante.

Vamos ao *exercício* 7 para colocar os achados imitanciométricos nos casos estudados.

Lembre-se: para realizar os exercícios de modo adequado, você deve ter um bom livro-texto ao seu lado, para que possa consultar os padrões audiológicos relacionados às diferentes patologias auditivas.

Exercício 7 :

Caso 1.0

MEDIDAS DE IMITÂNCIA ACÚSTICA

Timpanometria ou Prova de Função Tubária

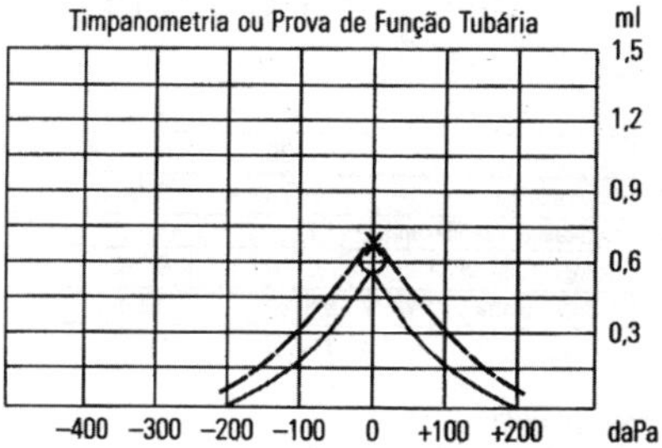

WEBER AUDIOMÉTRICO

	500	1000	2000	4000	
OD					OE

	OD	OE
Pressão OM	0 daPa	0 daPa
Complacência Máxima	1,2 ml	1,4 ml
Compl. +200 da Pa	0,6 ml	0,7 ml
Complacência Estática	0,6 ml	0,7 ml
	TIPO A	TIPO A

REFLEXO ESTAPEDIANO

Freq Hz	Limiar OD	Af. D. Contra	Difer.	Af. E. Ipsi	DECAY	Freq Hz	Limiar OE	Af. E. Contra	Difer.	Af. D. Ipsi	DECAY
500		90		90		500		80		90	
1000		90		95		1000		85		95	
2000		85		95		2000		90		90	
4000		90		90		4000		90		95	
OD (Sonda no Esq.)						OE (Sonda no Dir.)					

OBS.: ____

____

Caso 2.1

MEDIDAS DE IMITÂNCIA ACÚSTICA

Timpanometria ou Prova de Função Tubária

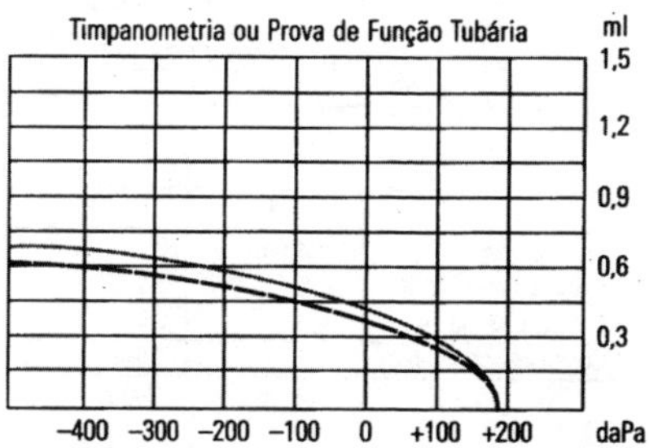

WEBER AUDIOMÉTRICO

	500	1000	2000	4000	
OD					OE

	OD	OE
Pressão OM	/	/
Complacência Máxima	/	/
Compl. +200 da Pa	/	/
Complacência Estática	/	/

REFLEXO ESTAPEDIANO

Freq Hz	Limiar OD	Af. D. Contra	Difer.	Af. E. Ipsi	DECAY	Freq Hz	Limiar OE	Af. E. Contra	Difer.	Af. D. Ipsi	DECAY
500		↓		↓		500		↓		↓	
1000		↓		↓		1000		↓		↓	
2000		↓		↓		2000		↓		↓	
4000		↓		↓		4000		↓		↓	
OD (Sonda no Esq.)						OE (Sonda no Dir.)					

OBS.: ____

____

Caso 3.1

MEDIDAS DE IMITÂNCIA ACÚSTICA

Timpanometria ou Prova de Função Tubária

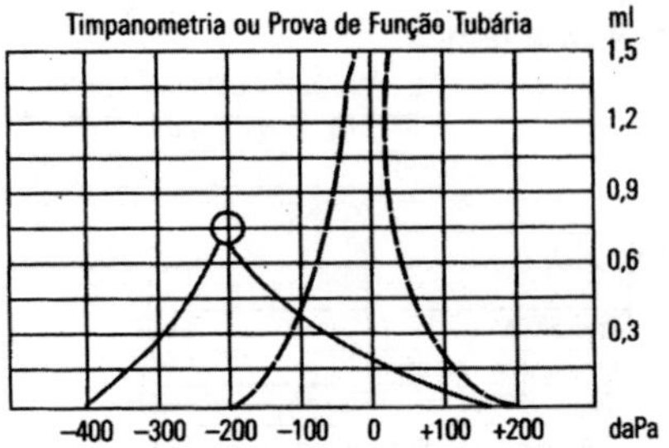

WEBER AUDIOMÉTRICO

	500	1000	2000	4000	
OD					OE

	OD	OE
Pressão OM	−200 daPa	0 daPa
Complacência Máxima	1,7	3,5
Compl. +200 da Pa	0,9	0,9
Complacência Estática	0,8 ml	2,6 ml
	TIPO C	TIPO Ad

REFLEXO ESTAPEDIANO

Freq Hz	Limiar OD	Af. D. Contra	Difer.	Af. E. Ipsi	DECAY	Freq Hz	Limiar OE	Af. E. Contra	Difer.	Af. D. Ipsi	DECAY
500		│		│		500		│		│	
1000		│		│		1000		│		│	
2000		│		│		2000		│		│	
4000		↓		↓		4000		↓		↓	
OD (Sonda no Esq.)						OE (Sonda no Dir.)					

OBS.: ______________________________

Caso 4.1

MEDIDAS DE IMITÂNCIA ACÚSTICA

Timpanometria ou Prova de Função Tubária

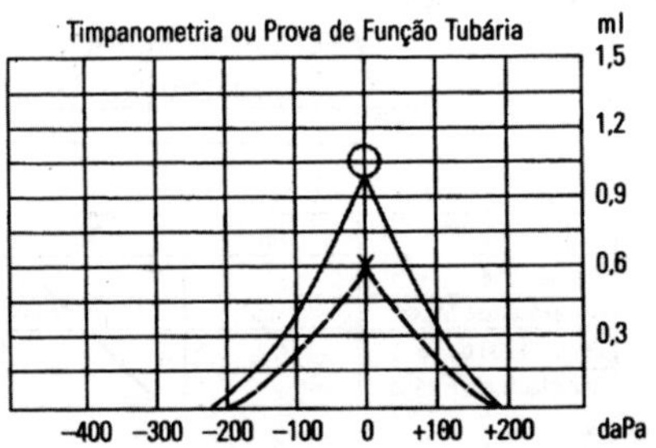

WEBER AUDIOMÉTRICO

	500	1000	2000	4000	
OD					OE

	OD	OE
Pressão OM	0 daPa	0
Complacência Máxima	1,5	1,2
Compl. +200 da Pa	0,5	0,6
Complacência Estática	1,0	0,6
	TIPO A	TIPO A

REFLEXO ESTAPEDIANO

Freq Hz	Limiar OD	Af. D. Contra	Difer.	Af. E. Ipsi	DECAY	Freq Hz	Limiar OE	Af. E. Contra	Difer.	Af. D. Ipsi	DECAY
500	65	120	55	│	/	500	80	│	—	│	/
1000	75	120	45	│	/	1000	85	│	—	│	/
2000	80	│	—	│	/	2000	80	│	—	│	/
4000	85	↓	—	↓	/	4000	85	↓	—	↓	/
OD (Sonda no Esq.)						OE (Sonda no Dir.)					

OBS.: ______________________________

Caso 5.1

MEDIDAS DE IMITÂNCIA ACÚSTICA

Timpanometria ou Prova de Função Tubária

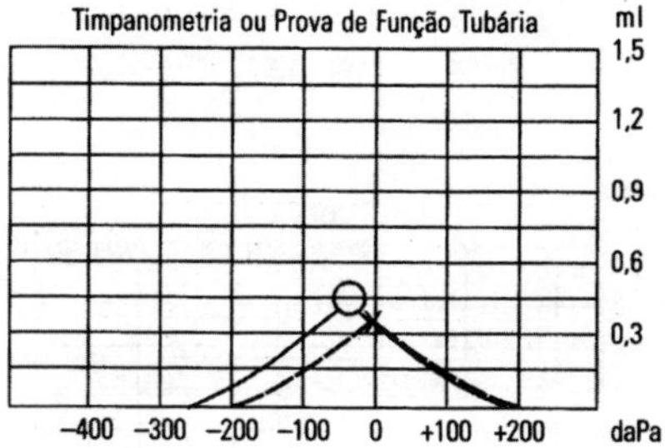

WEBER AUDIOMÉTRICO

	500	1000	2000	4000	
OD					OE

	OD	OE
Pressão OM	–50 daPa	0 daPa
Complacência Máxima	1,0	1,0
Compl. +200 da Pa	0,5	0,6
Complacência Estática	0,5	0,4
	TIPO A	TIPO A

REFLEXO ESTAPEDIANO

Freq Hz	Limiar OD	Af. D. Contra	Difer.	Af. E. Ipsi	DECAY	Freq Hz	Limiar OE	Af. E. Contra	Difer.	Af. D. Ipsi	DECAY
500						500	80				
1000						1000	85				
2000						2000	80				
4000		↓		↓		4000	85	↓		↓	
OD (Sonda no Esq.)						OE (Sonda no Dir.)					

OBS.: ________________

Observações:

No caso 2.1, os reflexos acústicos estão ausentes devido à presença de alterações na orelha média bilateralmente.

No caso 3.1, os reflexos estão ausentes devido à alta impedância encontrada na orelha direita e à alta flacidez na orelha esquerda.

No caso 4.1, a perda auditiva é de origem coclear. Observamos na pesquisa do recrutamento de METZ a presença de recrutamento nas freqüências de 500 e 1000 Hz.

No caso 5.1, os reflexos estão ausentes, pois é uma perda auditiva de origem neural e os limiares tonais encontram-se acima de 95 dB.

Lembre-se: se os reflexos estiverem presentes em níveis de 110 dB, dependendo do grau da perda, poderíamos realizar a pesquisa do decay *do reflexo para verificar se há a presença de adaptação patológica.*

Agora, no *exercício 8*, proceda da mesma forma nos casos 6.0 a 9.0.

Gabarito

Exercício 1

Caso 1.0 – exame normal

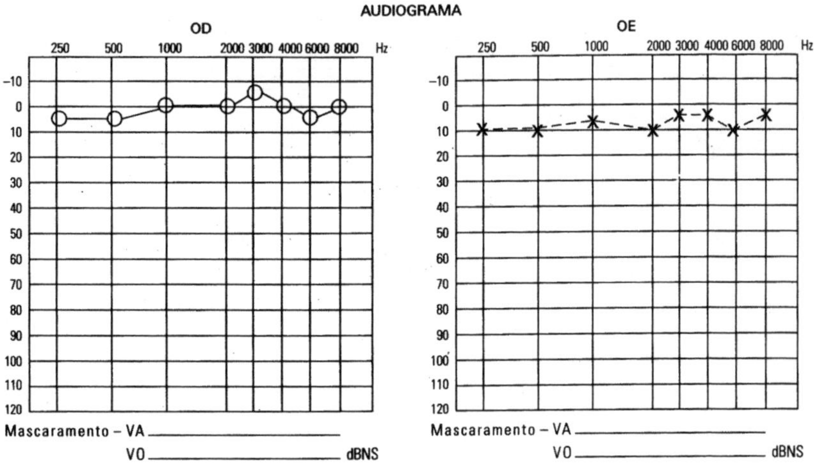

Caso 2.0 – perda auditiva leve

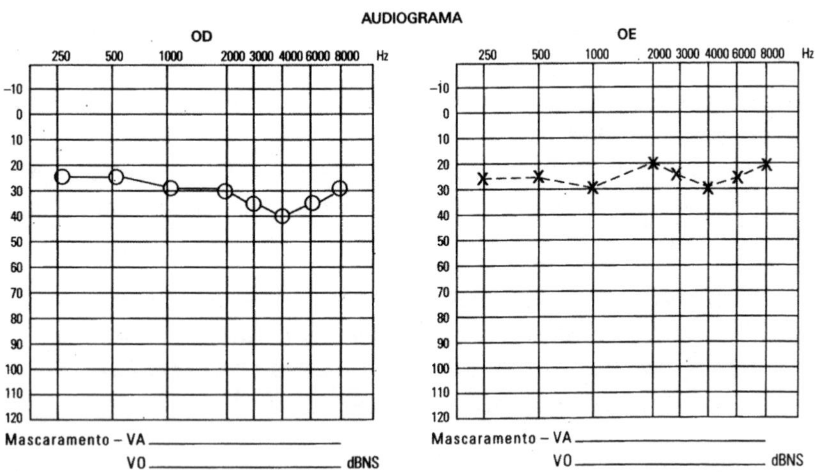

Caso 3.0 – perda auditiva moderada

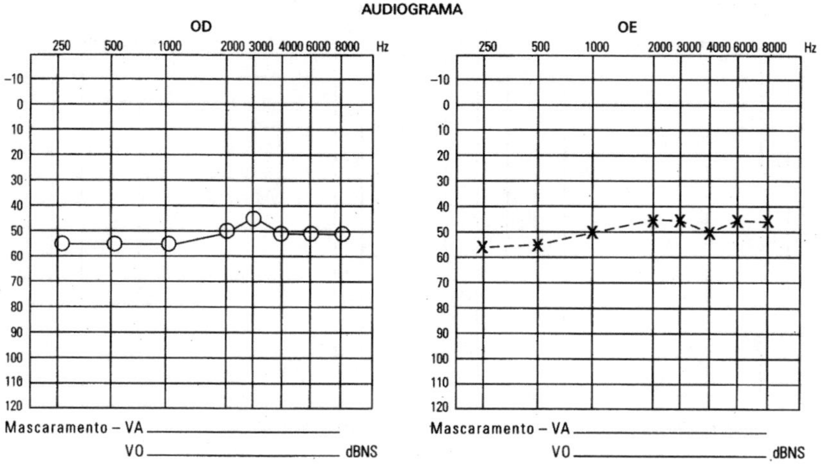

Caso 4.0 – perda auditiva severa

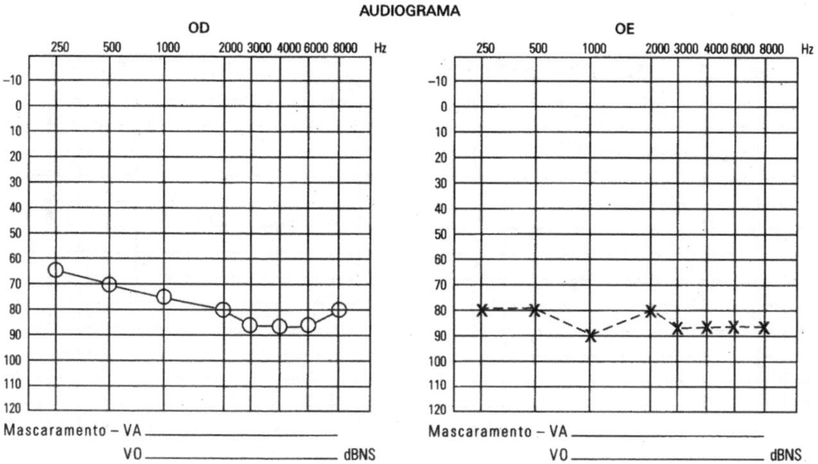

Caso 5.0 – perda auditiva profunda

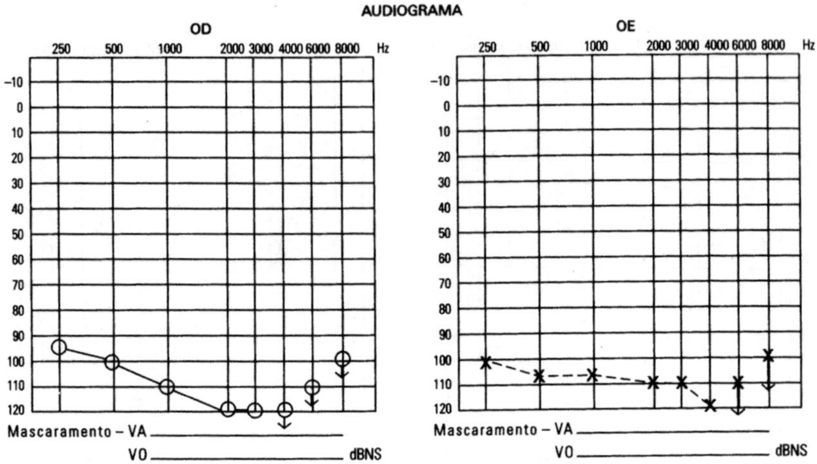

Exercício 3

Caso 6.0 – OD normal × OE perda auditiva condutiva leve

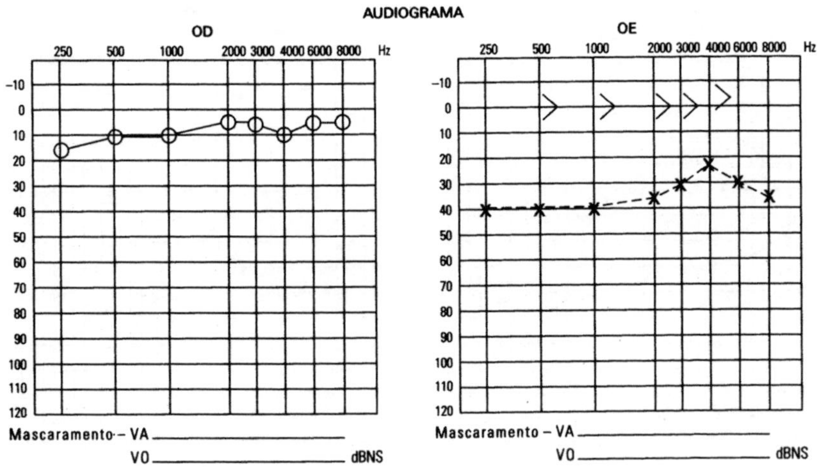

Caso 7.0 – OD condutiva leve × OE sensorial profunda

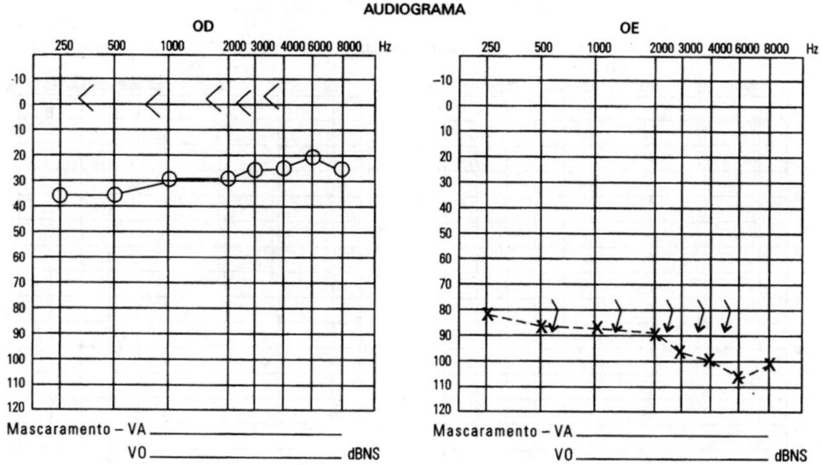

Caso 8.0 – perda auditiva leve sensorial × perda auditiva moderada sensorial

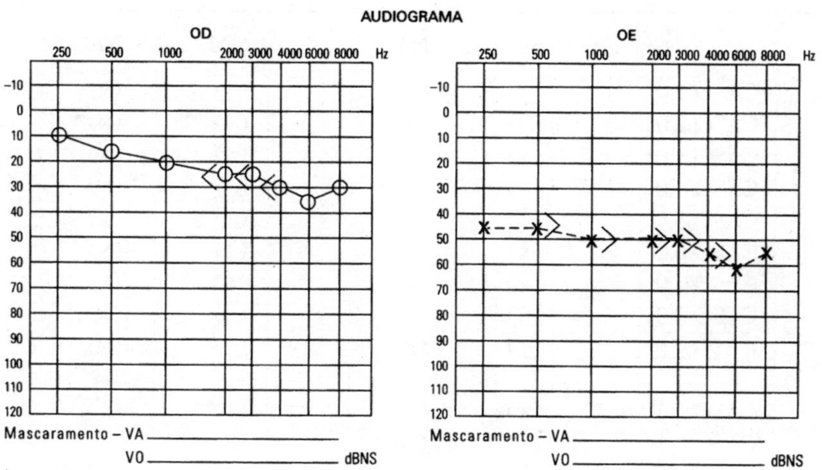

Caso 9.0 – perda auditiva profunda neural × perda auditiva profunda neural

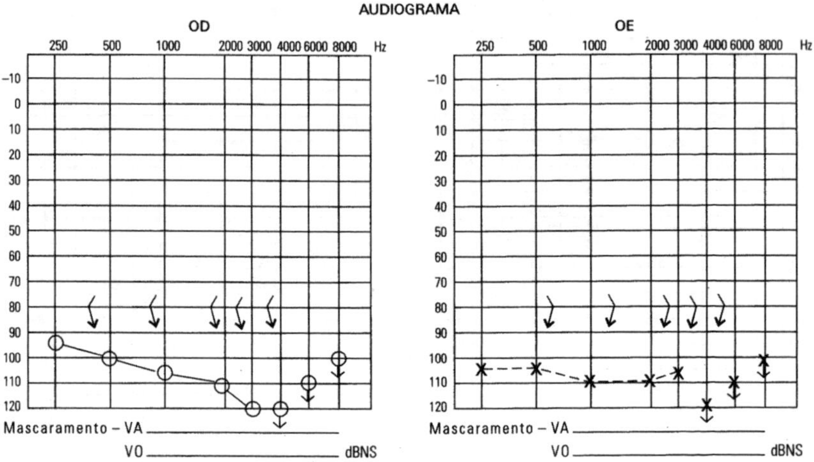

Exercício 4.1

	OD/VA		OE/VA	
	SIM	NÃO	SIM	NÃO
CASO 1.0	( )	(x)	( )	(x)
CASO 2.0	( )	(x)	( )	(x)
CASO 3.0	( )	(x)	( )	(x)
CASO 4.0	( )	(x)	( )	(x)
CASO 5.0	( )	(x)	( )	(x)
CASO 6.0	(x)	( )	( )	(x)
CASO 7.0	(x)	( )	( )	(x)
CASO 8.0	(x)	( )	( )	(x)
CASO 9.0	( )	(x)	( )	(x)
CASO 2.1	(x)	( )	(x)	( )
CASO 3.1	(x)	( )	(x)	( )
CASO 4.1	( )	(x)	( )	(x)
CASO 5.1	( )	(x)	( )	(x)

Exercício 4.2

	OD/VO		OE/VO	
	SIM	NÃO	SIM	NÃO
CASO 6.0	(x)	( )	( )	(x)
CASO 7.0	(x)	( )	( )	(x)
CASO 8.0	(x)	( )	( )	(x)
CASO 9.0	( )	(x)	( )	(x)
CASO 2.1	(x)	( )	(x)	( )
CASO 3.1	(x)	( )	(x)	( )
CASO 4.1	( )	(x)	( )	(x)
CASO 5.1	( )	(x)	( )	(x)

Exercício 5

Caso 6.0 – audição normal × perda leve

SRT/SDT
OD: 10 ou 15 ou 20 dB

Masc-SRT/SDT – OD: ______
OE: ______

SRT/SDT
OE: 40, 45, 50 dB

IRF
OD: 100 % 50 dB Mono
OD: ___ % ___ dB Diss

Masc-IRF – OD: ______
OE: ______

IRF
OE: 100 % 80 dB Mono
OE: ___ % ___ dB Diss

Caso 7.0 – perda auditiva condutiva leve × perda auditiva sensorial

SRT/SDT
OD: 30, 35, 40 dB

Masc-SRT/SDT – OD: ______
OE: ______

SRT/SDT
OE: 85, 90, 95 dB

IRF
OD: 100 % 70 dB Mono
OD: ___ % ___ dB Diss

Masc-IRF – OD: ______
OE: ______

IRF *1
OE: ___ % ___ dB Mono
OE: ___ % ___ dB Diss

*1 Devido ao grau da perda na OE não é possível realizar nenhum teste de fala, somente o SDT.

Caso 8.0 – perda auditiva sensorial leve × perda auditiva sensorial moderada

SRT/SDT
OD: 20, 25, 30 dB

IRF
OD: 88 % 60 dB Mono
OD: ___ % ___ dB Diss

Masc-SRT/SDT – OD: ______
OE: ______

Masc-IRF – OD: ______
OE: ______

SRT/SDT
OE: 50, 55, 60 dB

IRF
OE: 74 % 90 dB Mono
OE: 80 % 90 dB Diss

Caso 9.0 – perda auditiva neural profunda

SRT/SDT
OD: 100 dB

IRF
OD: — % — dB Mono
OD: — % — dB Diss

Masc-SRT/SDT – OD: ______
OE: ______

Masc-IRF – OD: ______
OE: ______

SRT/SDT
OE: — dB

IRF
OE: — % — dB Mono
OE: — % — dB Diss

Exercício 6

	SIM	NÃO
CASO 1.0	( )	(x)
CASO 2.0	( )	(x)
CASO 3.0	(x)	( )
CASO 4.0	( )	(x)
CASO 5.0	( )	(x)
CASO 6.0	(x) OD	( )
CASO 7.0	(x) OD	( )
CASO 8.0	(x) OD	( )
CASO 9.0	( )	(x)
CASO 1.1	( )	(x)
CASO 2.1	(x) OD/E	( )
CASO 3.1	(x) OD/E	( )
CASO 4.1	( )	(x)
CASO 5.1	( )	(x)

Exercício 8

Caso 6.0

MEDIDAS DE IMITÂNCIA ACÚSTICA

Timpanometria ou Prova de Função Tubária

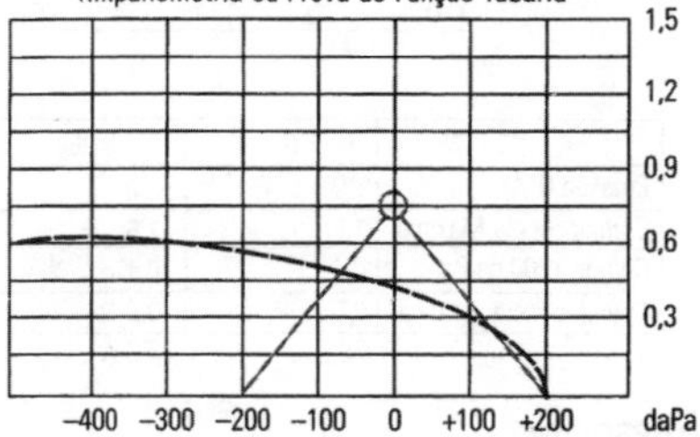

WEBER AUDIOMÉTRICO

	500	1000	2000	4000	
OD					OE

	OD	OE
Pressão OM	0 daPa	
Complacência Máxima	1,5 ml	
Compl. +200 da Pa	0,7 ml	
Complacência Estática	0,8 ml	0,8 ml
	TIPO A	TIPO B

REFLEXO ESTAPEDIANO

Freq Hz	Limiar OD	Af. D. Contra	Difer.	Af. E. Ipsi	DECAY	Freq Hz	Limiar OE	Af. E. Contra	Difer.	Af. D. Ipsi	DECAY
500	/	↓	/	↓	/	500	/	↓	/	90	/
1000						1000				95	
2000						2000		120		90	
4000						4000		120		95	
OD (Sonda no Esq.)						OE (Sonda no Dir.)					

OBS.: Os reflexos do contra direito estão ausentes devido às alterações de O. M. na OE. Os reflexos do contra esquerdo estão alterados devido ao grau da perda.

Caso 7.0

MEDIDAS DE IMITÂNCIA ACÚSTICA

Timpanometria ou Prova de Função Tubária

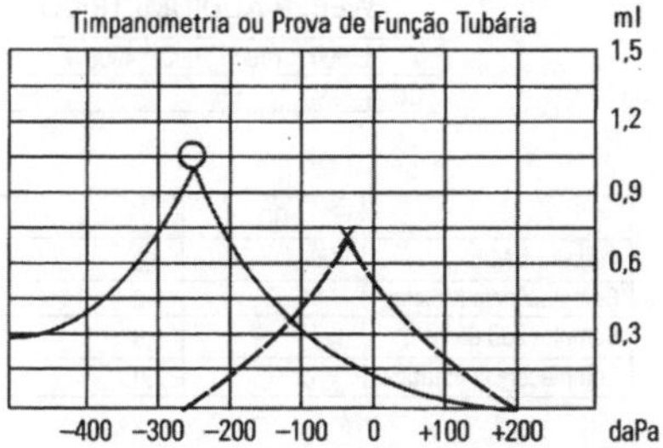

WEBER AUDIOMÉTRICO

	500	1000	2000	4000	
OD					OE

	OD	OE
Pressão OM	–350	– 50
Complacência Máxima	1,7	1,5
Compl. +200 da Pa	0,7	0,8
Complacência Estática	1,0 ml	0,7
	TIPO C	TIPO A

REFLEXO ESTAPEDIANO

Freq Hz	Limiar OD	Af. D. Contra	Difer.	Af. E. Ipsi	DECAY	Freq Hz	Limiar OE	Af. E. Contra	Difer.	Af. D. Ipsi	DECAY
500		110		↓		500		↓		↓	
1000		110				1000					
2000		105				2000					
4000		105				4000					
OD (Sonda no Esq.)						OE (Sonda no Dir.)					

OBS.:

Caso 8.0

MEDIDAS DE IMITÂNCIA ACÚSTICA

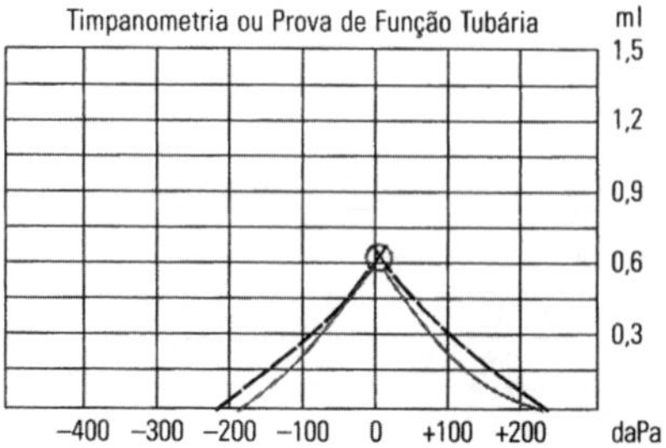

WEBER AUDIOMÉTRICO

	500	1000	2000	4000	
OD					OE

	OD	OE
Pressão OM	0	0
Complacência Máxima	1,6	1,6
Compl. +200 da Pa	0,4	0,4
Complacência Estática	0,6	0,6
	TIPO A	TIPO A

REFLEXO ESTAPEDIANO

Freq Hz	Limiar OD	Af. D. Contra	Difer.	Af. E. Ipsi	DECAY	Freq Hz	Limiar OE	Af. E. Contra	Difer.	Af. D. Ipsi	DECAY
500	15	95	80	100		500	45	95	50	95	
1000	20	100	80	100		1000	50	90	40	105	
2000	25	105	80	105		2000	50	95	45	100	
4000	30	115	80	↓		4000	55	90	35	↓	
OD (Sonda no Esq.)						OE (Sonda no Dir.)					

OBS.: ______________________________

Caso 9.0

MEDIDAS DE IMITÂNCIA ACÚSTICA

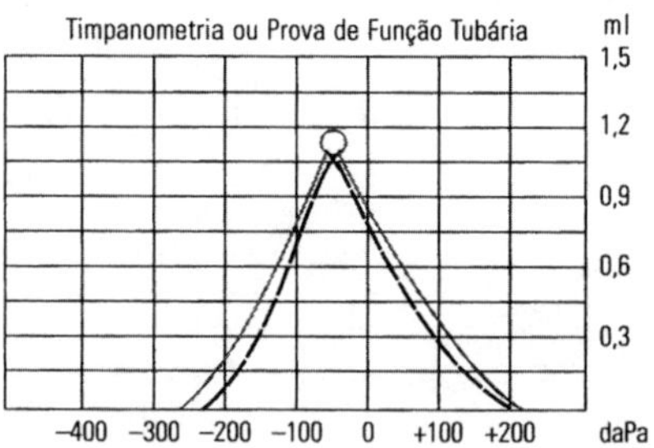

WEBER AUDIOMÉTRICO

	500	1000	2000	4000	
OD					OE

	OD	OE
Pressão OM	-50	-50
Complacência Máxima	1,8	1,8
Compl. +200 da Pa	0,7	0,8
Complacência Estática	1,1	1,0

REFLEXO ESTAPEDIANO

Freq Hz	Limiar OD	Af. D. Contra	Difer.	Af. E. Ipsi	DECAY	Freq Hz	Limiar OE	Af. E. Contra	Difer.	Af. D. Ipsi	DECAY
500						500					
1000						1000					
2000						2000					
4000		↓		↓		4000		↓		↓	
OD (Sonda no Esq.)						OE (Sonda no Dir.)					

OBS.: ______________________________

Observações:

No caso 6.0, os reflexos do contra direito estão ausentes devido às alterações de OM na OE. Os reflexos do contra esquerdo estão alterados devido ao grau da perda.

No caso 7.0, os reflexos do contra direito estão presentes, pois o grau da perda é leve e não há comprometimentos de OM na OE. Os reflexos do contra direito e ipsi esquerdo encontram-se ausentes devido às alterações de OM na OD e do grau da perda na OE.

No caso 8.0, os reflexos do contra direito encontram-se em níveis normais e também do ipsi direito. Os reflexos do contra esquerdo sugerem a presença de recrutamento.

No caso 9.0, os reflexos estão ausentes devido ao grau da perda.

2

Interpretando um Exame de Emissões Otoacústicas

Elaine Soares

A cóclea humana não é totalmente passiva. Na presença de um estímulo sonoro, o órgão de Córti inicia sua atividade com a contração das células ciliadas externas e internas, gerando um ruído que retorna pelo sistema auditivo e que pode ser captado no meato acústico externo. Desde 1949 já se discutia a existência de uma realimentação positiva proveniente da cóclea. No entanto, não houve êxito nas tentativas de registro desta energia. Com a evolução da tecnologia, em 1978 Kemp foi o primeiro cientista capaz de registrar esta energia em forma de ruído, a qual denominou de emissões otoacústicas, definindo-a como o ruído provocado pela contração mais especificamente das células ciliadas externas. Desde então, a utilização das emissões otoacústicas na prática clínica tem contribuído muito para a precisão no diagnóstico audiológico.

Outro fator que muito tem ajudado na prática clínica é a facilidade de realização do exame, que é feito em poucos minutos, sem causar dor nenhuma ao paciente, não sendo necessário que ele esteja sedado, apenas tranqüilo ou em sono natural, e, o que é mais importante, é altamente objetivo, ou seja, não depende da resposta do paciente.

As emissões otoacústicas foram classificadas por Kemp (1989) em dois tipos: espontâneas e evocadas.

EMISSÕES OTOACÚSTICAS ESPONTÂNEAS

Assim chamadas por serem obtidas sem estimulação prévia, estas emissões são o resultado da atividade das células ciliadas externas, sem a presença de um estímulo externo eliciador. Estas emissões são captáveis em apenas 50% da população com audição normal, sendo que alguns estudos relatam que são mais comuns em mulheres do que em homens.

Devido ao fato de estarem presentes em apenas uma pequena porcentagem da população, não vem sendo utilizada na prática clínica, apenas cientificamente.

Abaixo você verá um exemplo de emissões otoacústicas evocadas espontâneas. Observe o traçado cinza-claro abaixo (na tela colorida é a curva vermelha), ele representa o ruído; já os picos brancos (na tela colorida aparecem em azul), representam as emissões otoacústicas espontâneas:

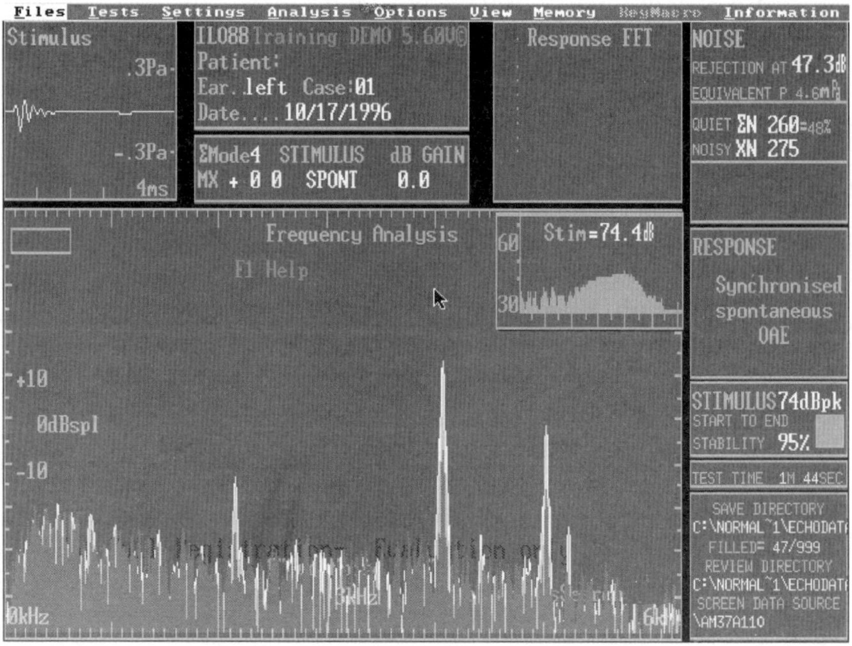

EMISSÕES OTOACÚSTICAS EVOCADAS

As emissões otoacústicas evocadas são aquelas obtidas após estimulação prévia, ou seja, é introduzido um estímulo no meato acústico externo do paciente e então se registra a resposta proveniente deste estímulo. Encontram-se divididas em:

Emissões otoacústicas evocadas transitórias

São obtidas pela estimulação por um clique de banda larga, que estimula a cóclea como um todo, e que irá registrar a resposta global das células ciliadas externas. A intensidade do estímulo é de aproximadamente 30 dBNA, portanto, as emissões otoacústicas evocadas transitórias somente são registráveis em indivíduos com audição normal. Pessoas com perda auditiva coclear, com limiares superiores a 25 dBNA, possuem ausência de emissões otoacústicas evocadas transitórias. Como o retorno obtido é uma resposta global da cóclea, não se trata de um exame específico por freqüência. Portanto, não é possível por exame fornecer diagnóstico de perda auditiva em freqüências específicas. Este exame serve principalmente para avaliar a audição normal.

Por apresentar estas características descritas, é um exame altamente recomendado para a realização de triagens auditivas, principalmente de triagem auditiva neonatal.

Abaixo apresentamos um exemplo de emissões otoacústicas evocadas transitórias. Porém existem alguns pontos que devem ser observados no exame:

- Onda cinza-claro: ruído (Power Analysis).
- Onda branca: emissões otoacústicas (Power Analysis).
- Reprodutibilidade: demonstra o quanto as respostas são reprodutíveis. O exame fornece uma resposta global de reprodutibilidade (REPRO), bem como respostas por bandas de freqüência (valores em porcentagem de cada banda de freqüência).
- Resposta (*RESPONSE*): seria o "tamanho" deste ruído proveniente das células ciliadas externas. O exame também fornece uma resposta global, bem como respostas por bandas de freqüência (representadas no exame abaixo pelas freqüências 0,7; 1,5; 2,2; 3,0 e 3,7 kHz).
- Estímulo (*STIMULUS*): mede a intensidade do estímulo (clique) que foi introduzido no meato do paciente.
- Estabilidade (*STABILITY*): revela a estabilidade da sonda dentro do conduto.

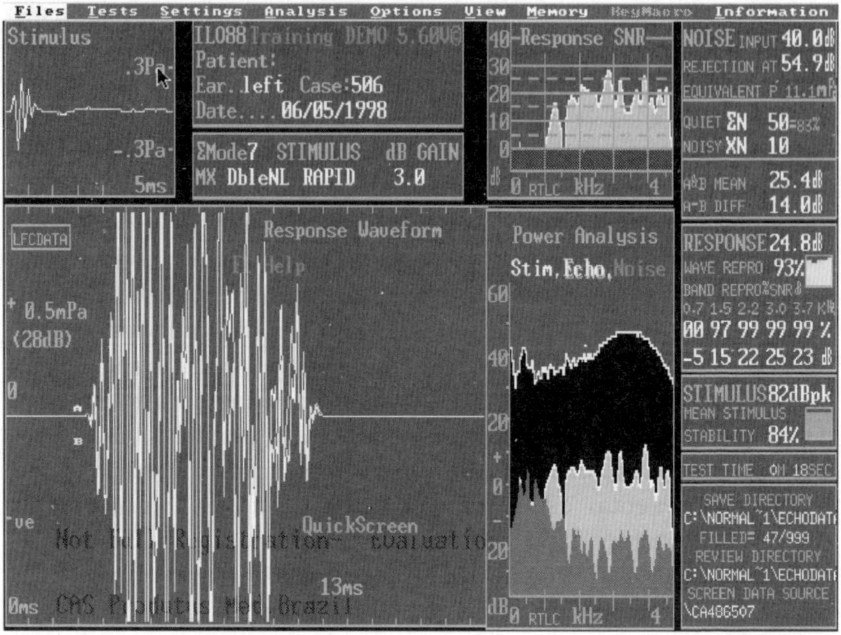

A partir destas características, observe os critérios de passa/falha sugeridos para crianças e adultos (Chapchap e Segre, 2000):

	Neonatos	Crianças mais velhas e adultos
REPRO GERAL	>ou = 50%	>ou = 50%
REPRO BANDA 1	Não considerada na análise	Não considerada na análise
REPRO BANDA 2	>ou = 50%	>ou = 50%
REPRO BANDA 3	>ou = 70%	>ou = 50%
REPRO BANDA 4	>ou = 70%	>ou = 50%
REPRO BANDA 5	>ou = 70%	>ou = 50%
ECHO BANDA 1	Não considerada na análise	Não considerada na análise
ECHO BANDA 2	>ou = 3 dB	>ou = 3 dB
ECHO BANDA 3	>ou = 6 dB	>ou = 3 dB
ECHO BANDA 4	>ou = 6 dB	>ou = 3 dB
ECHO BANDA 5	>ou = 6 dB	>ou = 3 dB
ESTÍMULO	Entre 76 e 86 dBPEK	Entre 76 e 86 dBPEK
ESTABILIDADE	>ou = 70%	>ou = 70%

Para que um exame seja considerado normal, todos os parâmetros anteriores devem ser respeitados, com exceção das bandas de freqüência, pois é considerado "passou" o exame que apresentar pelo menos três bandas presentes.

Baseando-se nestes dados, vamos exercitá-los. Veja a seguir alguns exames que você deve diagnosticar como "passou" ou "falhou" (depois olhe o gabarito no final do capítulo):

Exercício 1

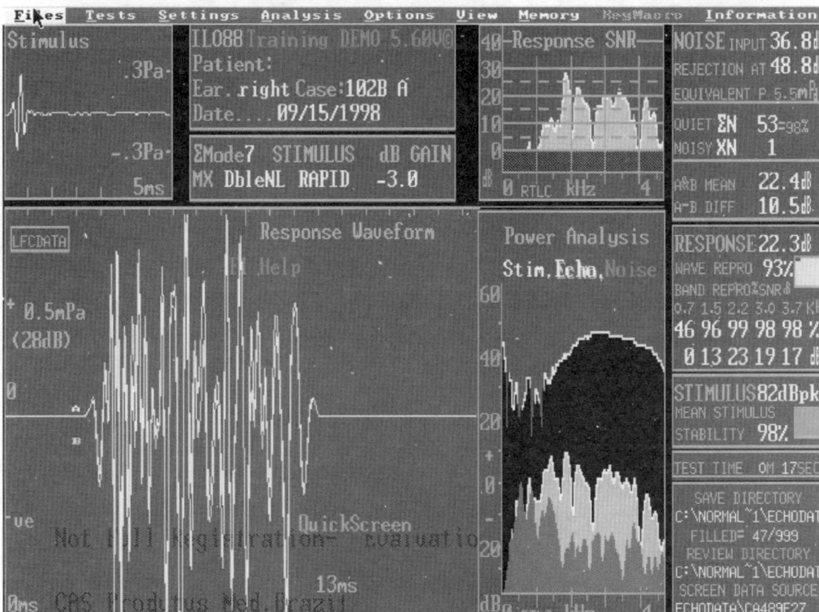

Passou ( ) Falhou ( )

Exercício 2

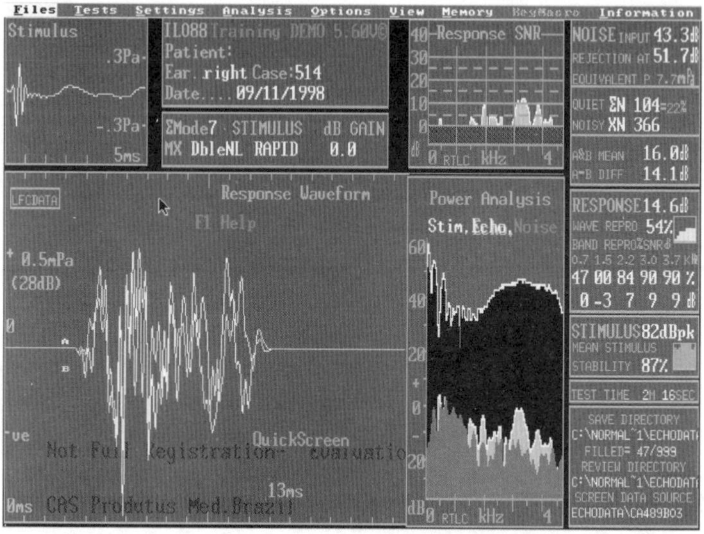

Passou ( ) Falhou ( )

Exercício 3

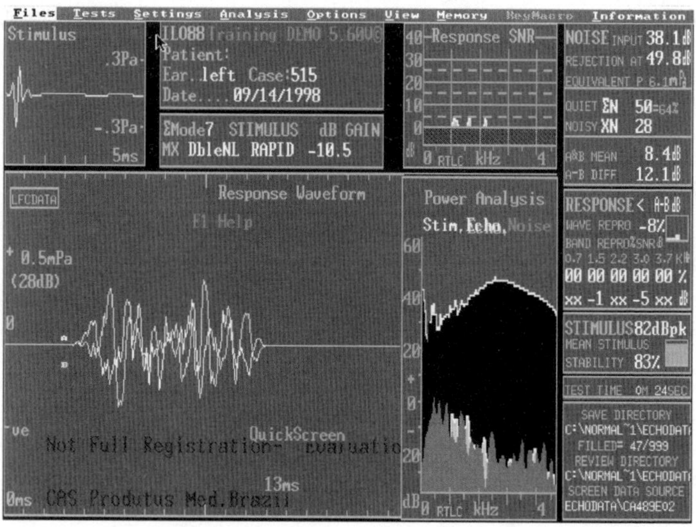

Passou ( ) Falhou ( )

Emissões Otoacústicas Evocadas por Produto de Distorção

Obtidas por meio da estimulação da cóclea por dois tons puros contínuos e simultâneos, cuja distorção gera um único tom puro e estimula uma única freqüência na cóclea.

As emissões otoacústicas evocadas por produto de distorção podem ser realizadas com intensidade de estímulos variáveis:

- f1 e f2 = 70 dBNPS – nesta intensidade, as emissões otoacústicas evocadas por produto de distorção estarão presentes em indivíduos com perda coclear com limiares de até 50 dBNA
- f1 = 55 dBNPS e f2 = 65 dBNPS – nesta intensidade, as emissões otoacústicas evocadas por produto de distorção estarão presentes apenas em indivíduos com audição normal, portanto limiares de até 25 dBNA.

Você verá abaixo um exemplo de emissões otoacústicas evocadas por produto de distorção. Observe a curva cinza, que representa o ruído, e observe também os pontos localizados acima dela, que representam a resposta. Para que você saiba qual é a amplitude de resposta em determinada freqüência, basta subtrair a amplitude do ruído da amplitude de resposta.

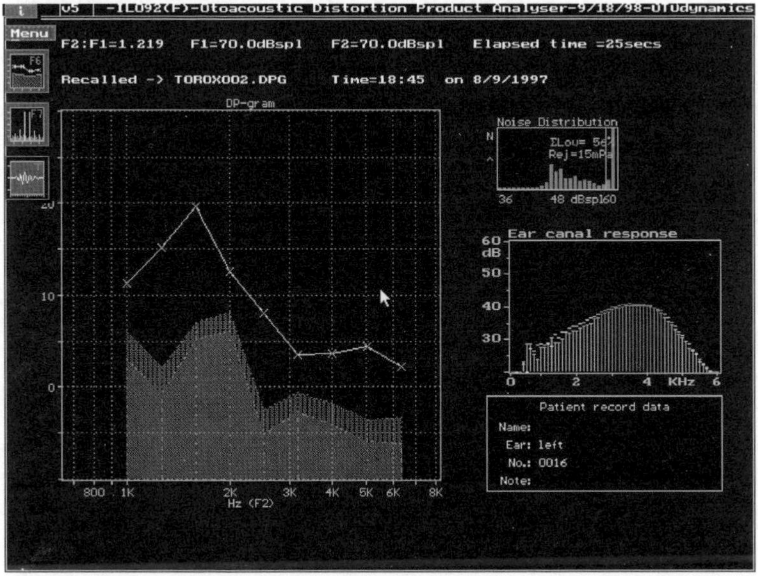

A resposta é considerada presente quando está acima do nível de ruído; no entanto, devemos considerar valores específicos de amplitude para cada freqüência analisada. O ideal é realizar uma padronização biológica do aparelho, obtendo valores de normalidade para indivíduos testados sob as mesmas condições, pois, diferentemente das emissões otoacústicas evocadas transitórias, as emissões otoacústicas evocadas por produto de distorção são variáveis de acordo com o ruído do ambiente onde está sendo realizado o teste, entre outras coisas.

Emissões otoacústicas evocadas por produto de distorção – razão de crescimento

Neste exame, o estímulo utilizado é o mesmo das emissões otoacústicas por produto de distorção, ou seja, são dois tons puros contínuos cuja distorção provoca a estimulação de uma única freqüência na cóclea. No entanto, neste exame não ocorre uma varredura de freqüências como no produto de distorção, e sim temos a possibilidade de escolher uma única freqüência, fixá-la e testá-la com intensidade decrescente, observando qual a menor intensidade capaz de eliciar resposta às emissões otoacústicas evocadas por produto de distorção obtidas por meio da estimulação provocada por dois tons contínuos e simultâneos.

A seguir você verá um exemplo de emissões otoacústicas por produto de distorção — razão de crescimento. Observe a curva cinza, que é o ruído, e a curva decrescente de resposta. Perceba que a amplitude de resposta diminui à medida que a intensidade é reduzida até "entrar" no ruído:

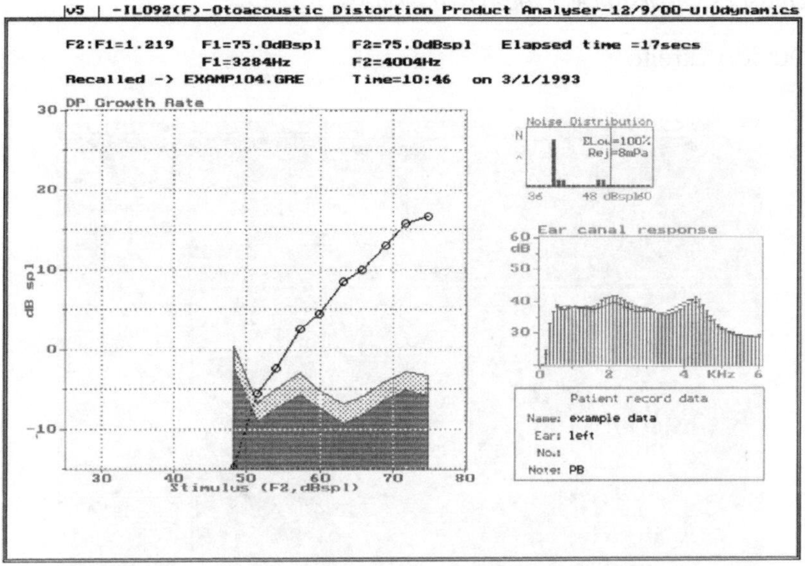

Agora, você tentará fechar o diagnóstico destes casos (gabarito no final do capítulo).

CASO 1

Criança com quatro meses de idade

Observação Comportamental:

- Respostas de atenção e procura da fonte para sons a partir de 80 dB apenas do lado esquerdo, ausência de resposta para instrumentos do lado direito. Ausência de reflexo cócleo-palpebral.

Imitanciometria:

- Curva imitanciométrica tipo A, com ausência de reflexos estapedianos bilateralmente.

Emissões Otoacústicas Evocadas Transitórias

Ouvido direito

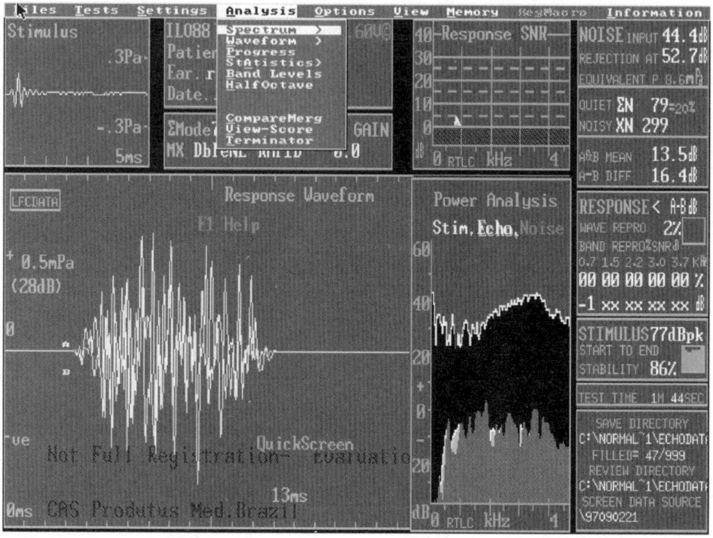

Ouvido esquerdo

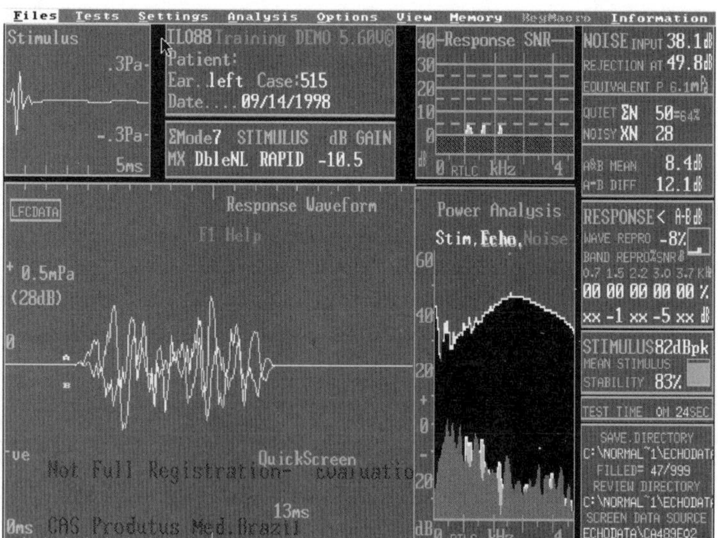

Emissões Otoacústicas Evocadas por Produto de Distorção

Ouvido direito

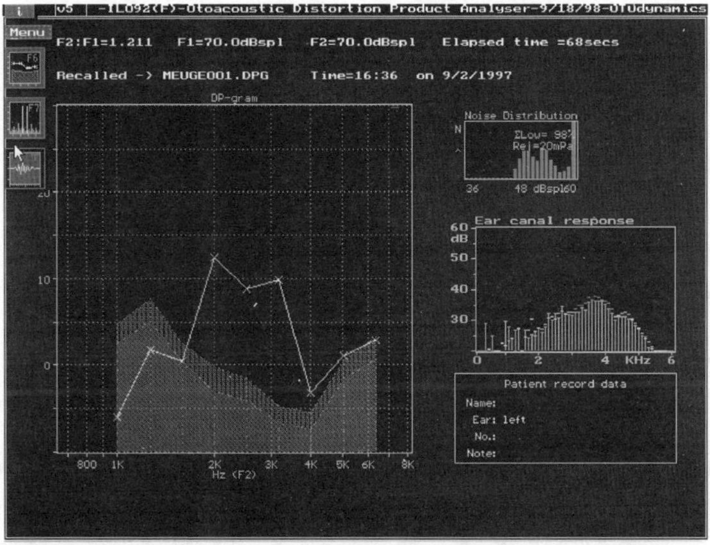

Ouvido esquerdo

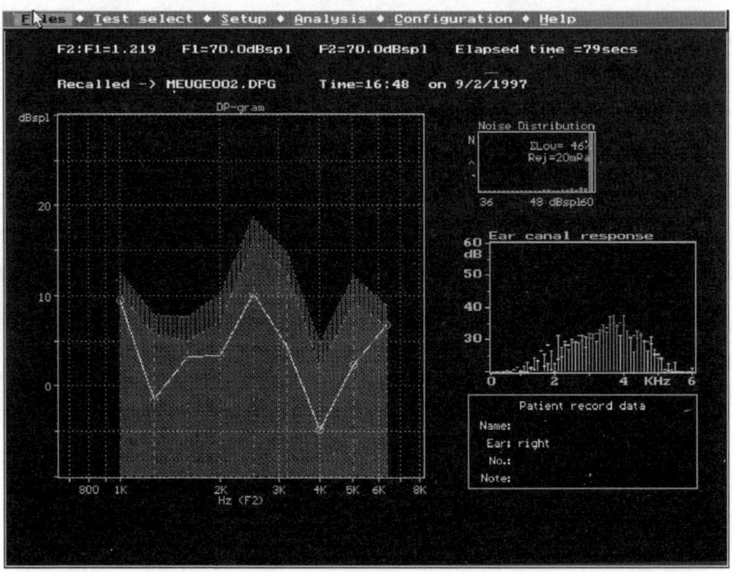

CASO 2

Adulto com queixa de perda auditiva no ouvido esquerdo

Imitanciometria:

- Curvas timpanométricas tipo A, com reflexos estapedianos contra esquerdo e ipsi esquerdo ausentes e os demais presentes.

Emissões Otoacústicas Evocadas Transitórias:

Ouvido direito

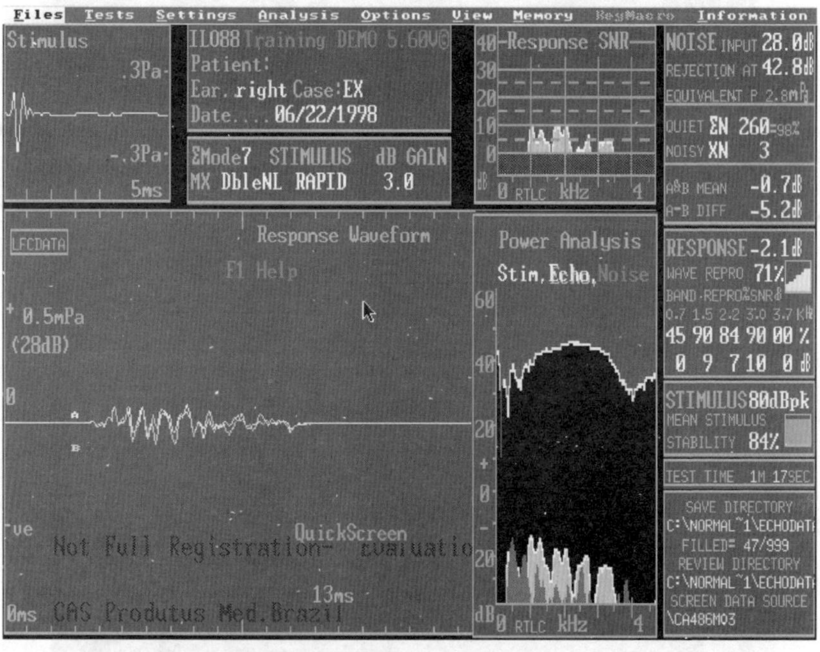

Ouvido esquerdo

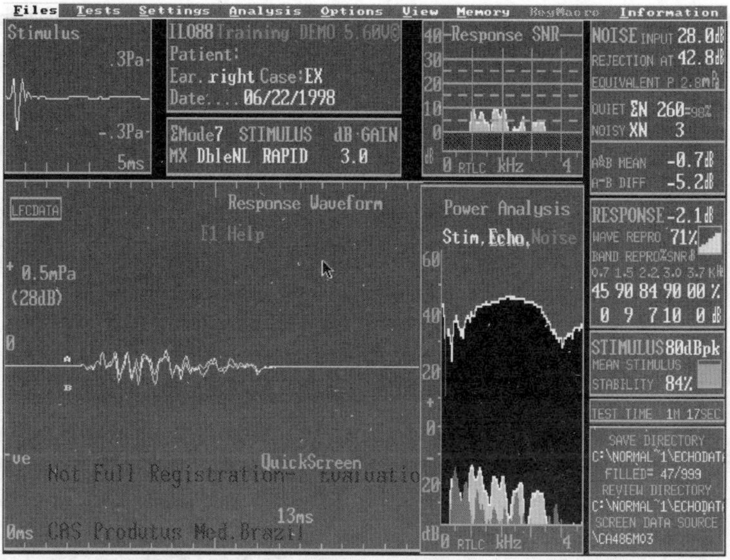

Emissões Otoacústicas Evocadas por Produto de Distorção

Ouvido direito

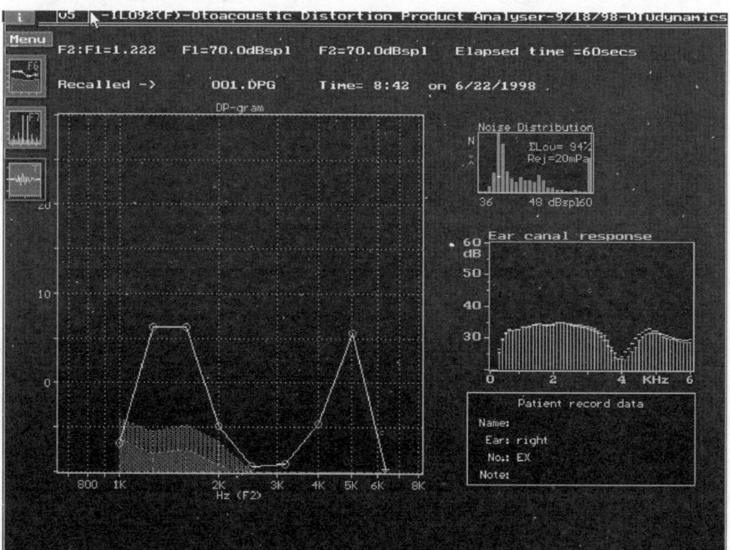

Ouvido esquerdo

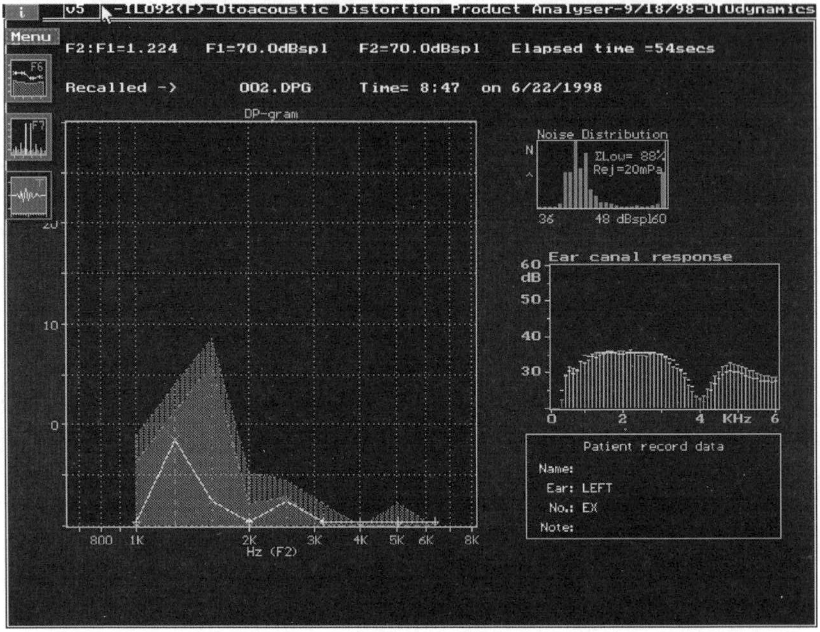

CASO 3

Adulto com queixa de perda auditiva no ouvido direito com presença de zumbido grave

Imitanciometria

– Curvas timpanométricas tipo A, com presença de reflexo estapedianos.

Emissões Otoacústicas Evocadas Transitórias

Ouvido direito

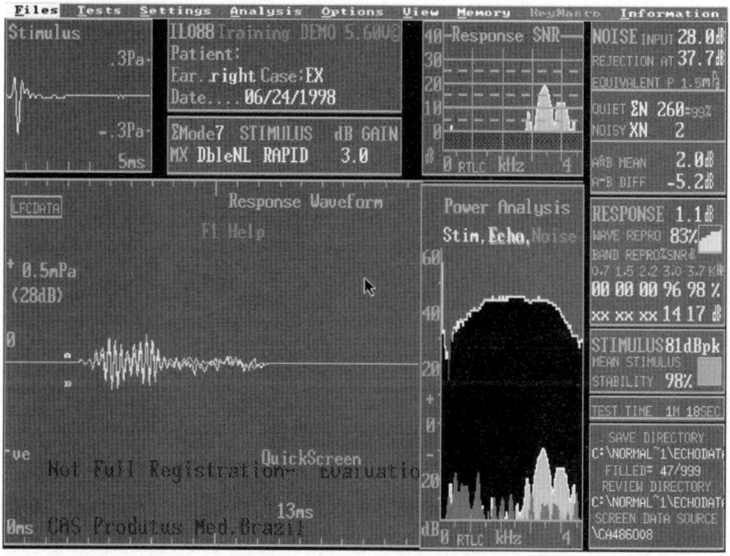

Ouvido esquerdo

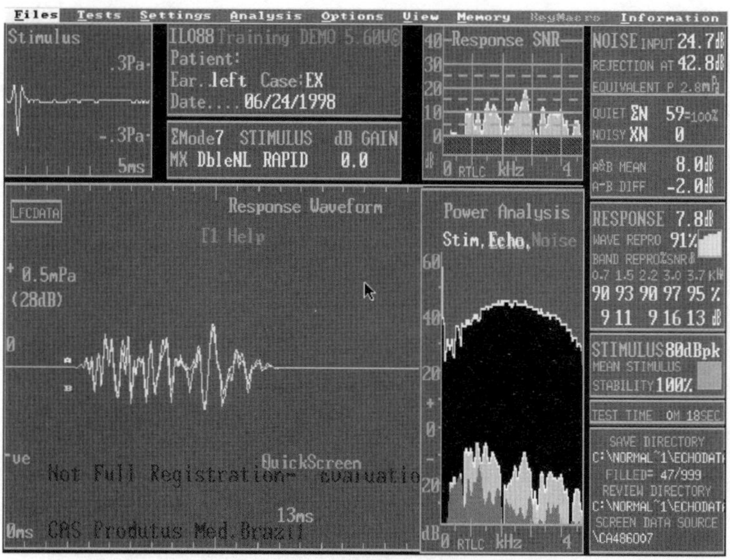

Ouvido direito

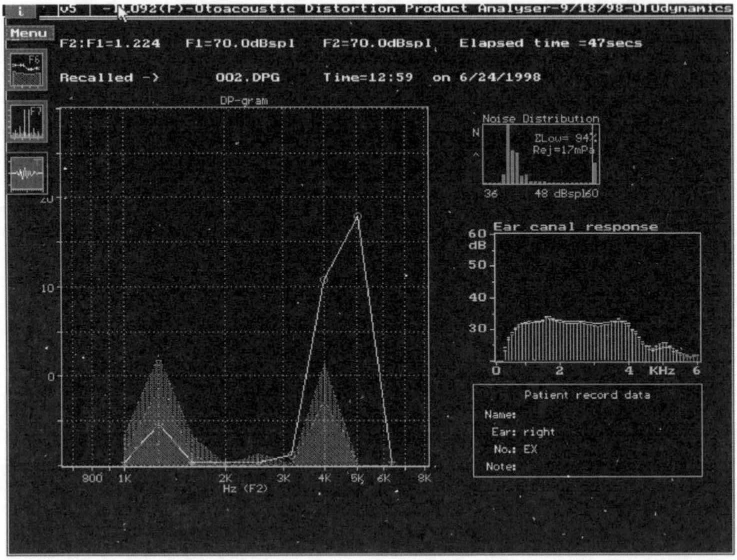

Ouvido esquerdo

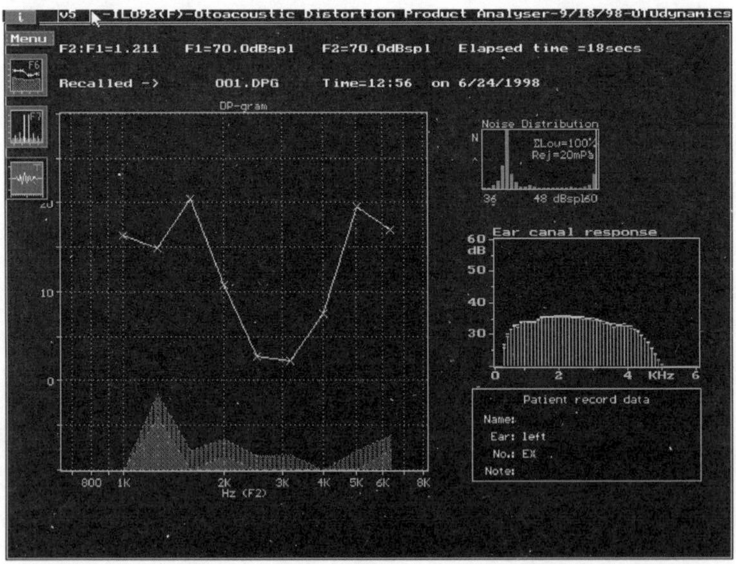

CASO 4

Criança com seis meses de idade

Observação Comportamental:

- Ausência de respostas a todos os estímulos apresentados; ausência de reflexo cócleo-palpebral.

BERA:

- Ausência de respostas.

Emissões Otoacústicas Evocadas Transitórias

Ouvido direito

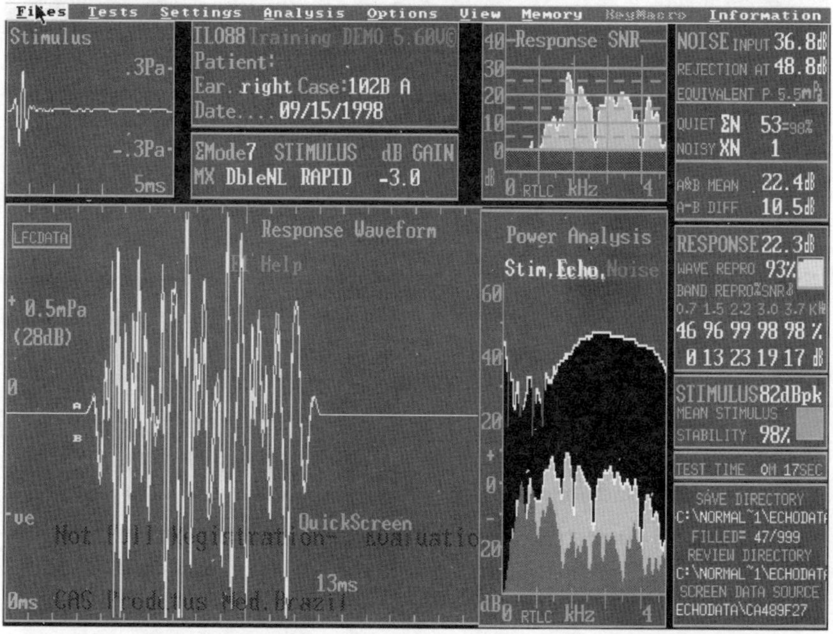

Ouvido esquerdo

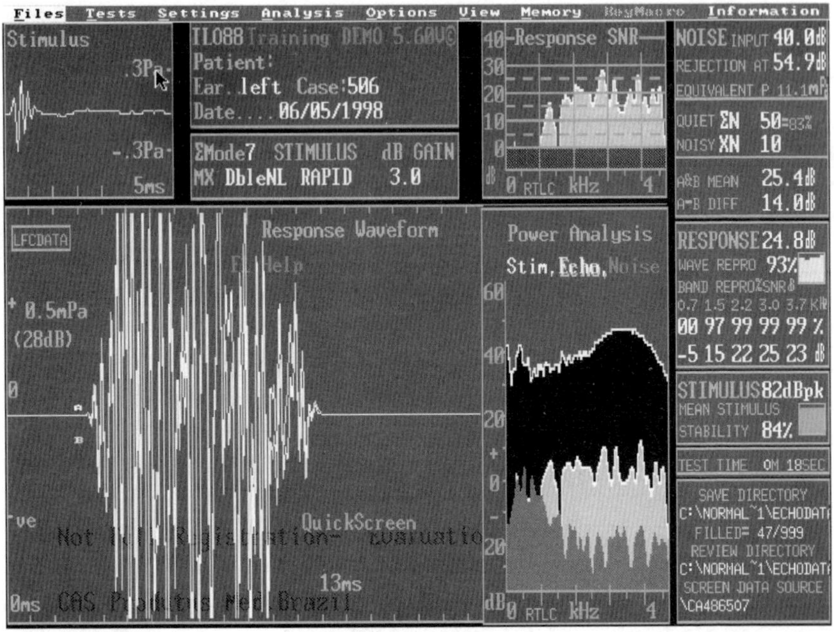

Gabarito

Exercício 1: passou
Exercício 2: passou
Exercício 3: falhou

Caso 1: perda auditiva neurossensorial bilateral, sugestivo de grau moderado à esquerda e severo e profundo à direita.

Caso 2: sugestivo de perda auditiva neurossensorial superior a 50 dBNA do lado esquerdo e audição normal do lado direito.

Caso 3: sugestivo de perda auditiva neurossensorial nas freqüências graves do lado direito e audição normal do lado esquerdo.

Caso 4: alteração central, suspeita de neuropatia auditiva.

3

INTERPRETANDO UMA AUDIOMETRIA DE TRONCO CEREBRAL

Carla Gentile Matas

A Audiometria de Tronco Cerebral (ABR) é um exame objetivo de audição que avalia a integridade da via auditiva, não tendo como objetivo substituir procedimentos audiológicos de rotina, e sim complementá-los no diagnóstico de problemas auditivos.

Jewett & Willinston (1971), ao descreverem a ABR em humanos, mostraram que as respostas evocadas por um estímulo de 75 decibéis, nível de audição (dBNA), registradas por eletrodos localizados no vértex e mastóides, consistiam de uma série de sete ondas (I – VII), sendo as cinco primeiras mais fáceis de serem identificadas.

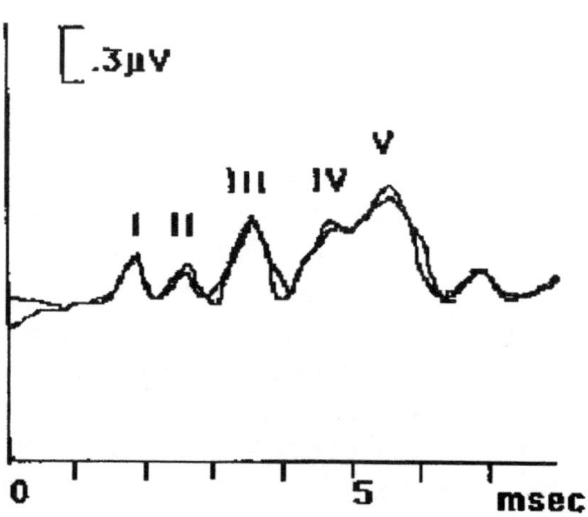

Figura 1 – Figura esquemática das cinco ondas que compõem a Audiometria de Tronco Cerebral.

A classificação mais utilizada atualmente dos geradores das ondas que compõem a ABR é a de Möller, Jannetta, Bennett & Möller (1981):

ONDA I – porção distal ao Tronco Cerebral do nervo auditivo
ONDA II – porção proximal ao Tronco Cerebral do nervo auditivo
ONDA III – núcleo coclear
ONDA IV – complexo olivar superior
ONDA V – lemnisco lateral
ONDA VI – colículo inferior
ONDA VII – corpo geniculado medial

Para a obtenção destas respostas utilizamos um equipamento eletrônico composto por computador mediador, gerador de sinal acústico, amplificador e registrador, e apresentamos o estímulo sonoro através de um par de fones TDH 39 ou fones de inserção. Utilizamos também eletrodos de superfície que permitem a captação da atividade elétrica proveniente das estruturas que compõem a via auditiva.

Primeiramente limpamos a pele do paciente com pasta abrasiva para obtermos um melhor contato dos eletrodos com a pele. Estes eletrodos são conectados à pele através de pasta eletrolítica e fita adesiva, preferencialmente nas regiões do vértex e lóbulos das orelhas direita e esquerda (ou mastóides direita e esquerda).

As características do estímulo acústico mais empregadas para a realização da ABR são: estímulo acústico tipo "click", polaridade rarefeita, duração de 0,1 ms (100 microssegundos – ms), freqüência de apresentação de 11,4/s a 21,4/s. O número total de estímulos é geralmente de 2048, sendo necessários no mínimo 1024 estímulos para que as ondas apresentem um padrão de definição razoável. A intensidade do estímulo acústico depende do objetivo do exame: pesquisa do limiar eletrofisiológico auditivo ou pesquisa da integridade da via auditiva.

Consideramos presença de resposta apenas quando ocorre a reprodutibilidade do traçado, portanto devemos repetir a estimulação duas vezes.

Para crianças cooperantes geralmente empregamos o relaxamento natural, evitando movimentos da musculatura de cabeça e pescoço que interferem nos traçados das respostas. O uso de sedativos, sempre ministrados por médicos anestesistas, ocorre quando não se atinge um grau de relaxamento adequado.

No caso de neonatos e lactentes, aconselhamos a realização do exame durante o sono pós-prandial, evitando-se assim o uso de anestésicos e sedativos.

Realizamos o exame em ambiente eletricamente protegido e acusticamente isolado, evitando a presença de artefatos que dificultam a obtenção e a análise dos dados.

PESQUISA DO LIMIAR ELETROFISIOLÓGICO

Iniciamos a testagem com alta intensidade, decrescendo-a progressivamente (geralmente de 20 em 20 dB) até o momento em que não seja mais evidente a onda V. Então aumentamos a intensidade em 10 dB até obtermos a menor intensidade do estímulo que desencadeia o aparecimento desta onda (limiar eletrofisiológico). À medida que a intensidade do estímulo diminui, ocorre um aumento nos tempos de latência das ondas e uma diminuição da amplitude das mesmas, sendo que quando esta intensidade aproxima-se do limiar auditivo do paciente, a onda V é geralmente a única que permanece.

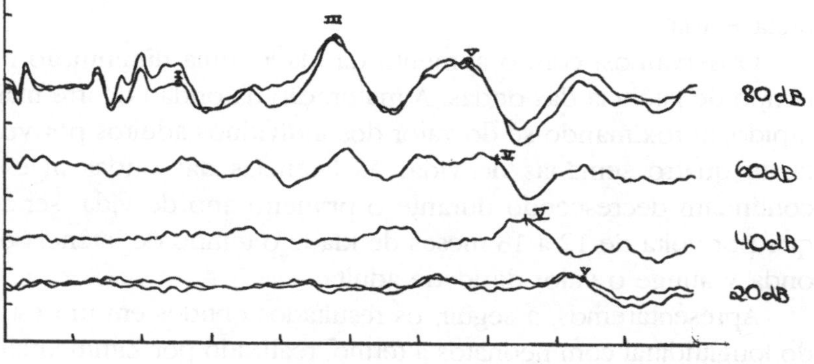

Figura 2 – Pesquisa do limiar eletrofisiológico pela Audiometria de Tronco Cerebral.

PESQUISA DA INTEGRIDADE DA VIA AUDITIVA

Utilizamos uma intensidade alta e não variável, identificando as ondas I, III, V e estudando os seus tempos de latência absoluta e os intervalos entre as ondas (latência interpicos I-III, III-V e I-V), verificando assim a presença de possíveis alterações neste trajeto (*alterações de tronco cerebral baixo e de tronco cerebral alto*). Observamos, também, a relação de amplitude das ondas I e V e a comparação entre um ouvido e outro.

Tanto no estudo do limiar eletrofisiológico como na pesquisa da integridade da via auditiva, é importante a obtenção de dados normativos, levando-se em consideração o equipamento utilizado, as características do estímulo empregado, o local do exame, a idade e o sexo.

PADRÕES DE NORMALIDADE

Uma importante variável que devemos levar em consideração para a interpretação dos traçados da ABR em neonatos e lactentes é o efeito da maturação da via auditiva sobre as latências, amplitudes e formas das ondas.

As respostas elétricas do Tronco Cerebral em neonatos normais e lactentes sofrem mudanças decorrentes do processo maturacional durante o primeiro ano de vida, sendo imprescindível o conhecimento dos valores de normalidade para esta faixa etária.

Observamos, com o aumento da idade, uma diminuição no tempo de latência das ondas. A maturação da onda I ocorre mais rápido, aproximando-se do valor dos indivíduos adultos por volta de quatro semanas de vida. As latências das ondas III e V continuam decrescendo durante o primeiro ano de vida, sendo que por volta de 12 a 18 meses de idade o tempo de latência da onda V atinge o valor da idade adulta.

Apresentaremos, a seguir, os resultados obtidos em um estudo longitudinal com neonatos a termo, realizado por Zimmerman, Morgan e Dubno (1987) com o objetivo de estabelecer dados normativos da ABR.

TABELA 1 – Valores médios das latências absolutas (em milissegundos) das ondas I, III e V em função da idade cronológica

ONDA	RN	2 sem.	4 sem.	6 sem.	9 sem.	12 sem.	26 sem.	Adulto
I	2,05	1,83	1,79	1,75	1,73	1,73	1,77	1,71
III	4,75	4,49	4,42	4,36	4,32	4,28	4,15	3,80
V	6,87	6,58	6,59	6,45	6,34	6,26	6,11	5,54

TABELA 2 – Valores médios das latências interpicos (em milissegundos) em função da idade cronológica

LIP	RN	2 sem.	4 sem.	6 sem.	9 sem.	12 sem.	26 sem.	adulto
I-III	2,70	2,68	2,64	2,61	2,59	2,55	2,38	2,09
III-V	2,12	2,09	2,14	2,08	2,02	1,98	1,97	1,74
I-V	4,82	4,78	4,77	4,70	4,61	4,53	4,35	3,83

O processo maturacional da via auditiva em neonatos de alto risco parece ocorrer com diferente velocidade quando comparado com o de neonatos normais.

Em neonatos prematuros, observamos que o limiar eletrofisiológico e as latências das ondas encontram-se aumentados (em especial a da onda V), devido provavelmente à imaturidade do sistema nervoso central, ocorrendo uma diminuição das latências e melhora do limiar com o avanço da idade (Galambos e Galambos, 1979).

Castro Jr. (1991) comparou o aspecto funcional do sistema auditivo em dois grupos de neonatos: um audiologicamente normal e outro de alto risco do ponto de vista auditivo. Realizou a ABR de forma periódica, do nascimento aos 15 meses de idade, em 35 neonatos normais e 63 com alto risco auditivo, observando que a maturação do sistema auditivo em neonatos e lactentes normais e de alto risco ocorre com diferentes velocidades de maturação. Verificou que o neonato de alto risco apresenta uma disfunção auditiva temporária no primeiro quadrimestre de vida, tendendo à normalização das respostas a partir do segundo quadrimestre. Portanto, a deficiência auditiva em neonatos de alto risco só pode ser detectada de forma segura a partir do segundo quadrimestre de idade cronológica.

Por volta de dois anos de idade, a maturação da via auditiva no tronco cerebral já está completa, sendo os valores de normalidade dos tempos de latência das ondas I, III e V os mesmos que os adotados para adultos.

Apresentaremos, a seguir, os valores obtidos no estudo de normatização realizado por Tandon & Krishna (1990), com crianças de três a 13 anos de idade.

TABELA 3 – Valores médios e desvios-padrão (em milissegundos) dos tempos de latência das ondas I, III e V e interpicos I-III, III-V e I-V

ONDAS	LATÊNCIAS (ms)	DESVIOS-PADRÃO
I	1,62	0,19
III	3,75	0,21
V	5,63	0,28
I-III	2,13	0,14
III-V	1,87	0,16
I-V	4,00	0,22

IDENTIFICAÇÃO DE PERDAS AUDITIVAS ATRAVÉS DA AUDIOMETRIA DE TRONCO CEREBRAL

A *pesquisa do limiar eletrofisiológico* permite o *diagnóstico de perda auditiva na região de freqüências médias e agudas* (geralmente de 3000 a 6000 Hz), devido ao tipo de estímulo mais freqüentemente utilizado na prática clínica (estímulo tipo "click"), não avaliando as freqüências mais graves.

Em *perdas auditivas condutivas* observamos um *aumento do tempo de latência das ondas I, III, V em intensidades mais elevadas, sendo que as latências interpicos I-III, III-V, I-V encontram-se normais.*

Nas *perdas auditivas neurossensoriais de grau leve a moderado,* as *latências das ondas I, III, V e interpicos I-III, III-V, I-V encontram-se normais em altas intensidades,* havendo uma rápida diminuição da amplitude das ondas I e III com o decréscimo da intensidade.

A *presença apenas da onda* V *com tempo de latência aumentado e a ausência de respostas, em altas intensidades,* são traçados característicos em *perdas auditivas neurossensoriais de grau severo e profundo.*

Podemos encontrar, ainda, ausência de respostas na Audiometria de Tronco Cerebral na presença de audição normal, caracterizando assim uma desordem chamada neuropatia auditiva. Os achados mais característicos nos casos de neuropatia auditiva são: audição normal ou perda auditiva leve, respostas ausentes ou anormais na ABR e presença de emissões otoacústicas evocadas, dado indicativo de função normal das células ciliadas externas, sugerindo que o comprometimento pode estar nas células ciliadas internas, na sinapse entre células ciliadas internas e seus dendritos, no gânglio espiral e/ou nas fibras do VIII nervo (Doyle, Sininger & Starr, 1998).

APLICAÇÕES CLÍNICAS

As aplicações clínicas da ABR são:

1. Testagem da função auditiva em neonatos e em crianças difíceis de serem avaliadas por meio dos procedimentos audiológicos de rotina.
2. Avaliação da maturação do sistema auditivo central em neonatos.
3. Mensuração objetiva da audição em adultos para fins diagnósticos e legais.
4. Detecção de tumores do nervo acústico.
5. Diagnóstico topográfico de patologias da fossa posterior.
6. Monitorização de cirurgias da fossa posterior.
7. Avaliação do grau de coma e morte encefálica.

LIMITAÇÕES DA AUDIOMETRIA DE TRONCO CEREBRAL

Descreveremos, a seguir, algumas limitações da ABR:

1) A ABR não avalia freqüências graves (inferiores a 1000 Hz), não diagnosticando perdas auditivas em baixas freqüências.

2) A ABR avalia somente regiões auditivas no tronco cerebral, sendo que desordens auditivas de origem central subcorticais e corticais devem ser investigadas por meio dos potenciais de média e longa latência.
3) As respostas elétricas do Tronco Cerebral se modificam de acordo com os parâmetros utilizados e com a maturação, requerendo assim dados normativos.

DESCRIÇÃO DE CASOS CLÍNICOS

Caso 1 – Paciente do sexo feminino, dois anos e oito meses, com atraso na aquisição e desenvolvimento da fala. Segundo os pais, reage a estímulos sonoros ambientais e quando chamada pelo nome.

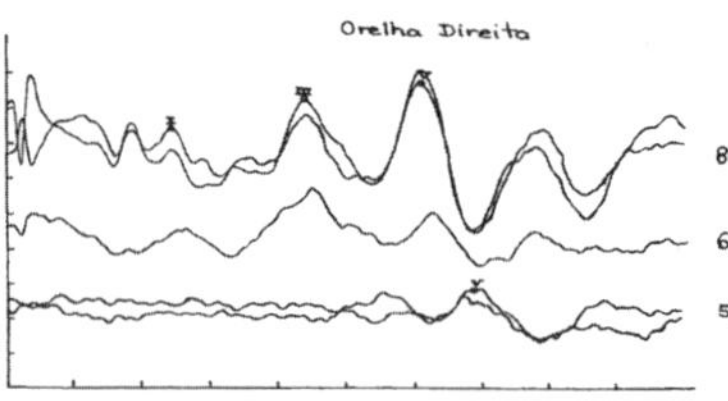

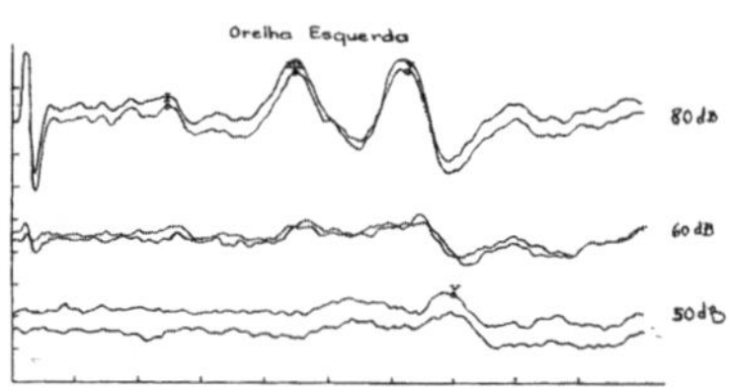

Conclusão: Limiares eletrofisiológicos a 50 dBNA bilateralmente, compatível com perda auditiva moderada para "clicks".

Caso 2 – Paciente do sexo masculino, três anos, com a queixa de que não fala nada e reage apenas a sons ambientais de forte intensidade.

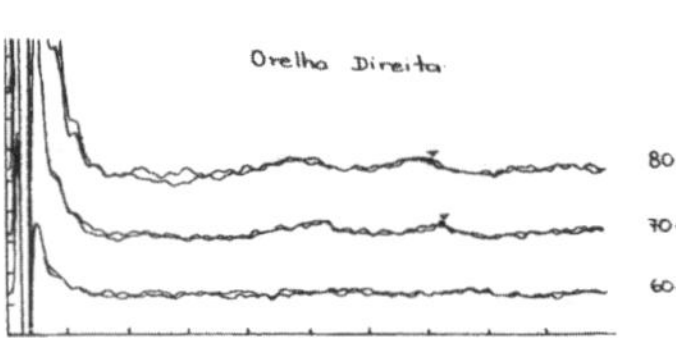

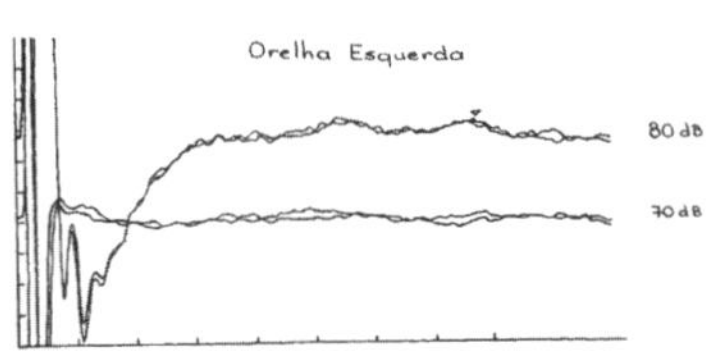

ONDA V (80 dBNA)	Orelha Direita	Orelha Esquerda
	7,06 ms	7,68 ms

Conclusão: Limiares eletrofisiológicos a 70 dBNA do lado direito, e 80 dBNA do lado esquerdo, compatível com perda auditiva severa para "clicks".

Caso 3 – Paciente do sexo masculino, seis anos, teve meningite aos quatro anos de idade, perdendo a audição bilateralmente. Não reage a estímulos sonoros, nem aos de forte intensidade.

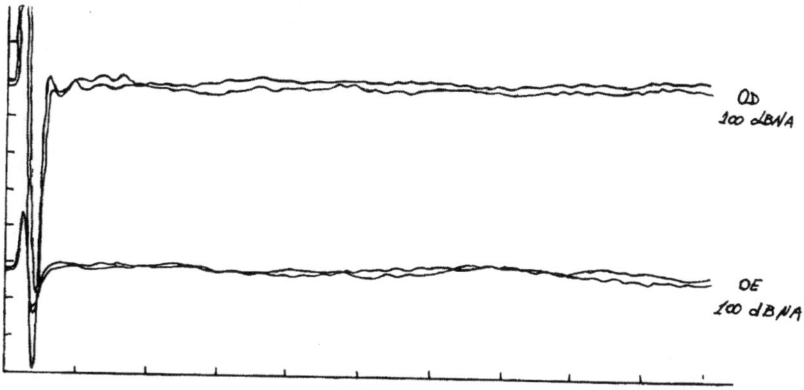

Conclusão: Ausência de respostas a 100 dBNA, compatível com perda auditiva profunda para "clicks" bilateralmente.

Caso 4 – Paciente do sexo feminino, 30 anos de idade, com história de perda súbita de audição do lado esquerdo há dois anos, não escutando nada desse lado. Atualmente queixa-se de dificuldade para escutar do lado direito.

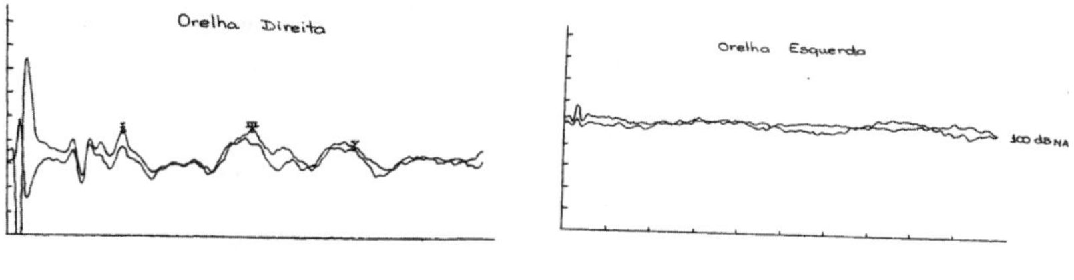

Orelha Direita	(80 dBNA)
ONDA I	1,52 ms
ONDA III	4,42 ms
ONDA V	6,56 ms
Interpico I-III	2,90 ms
Interpico III-V	2,14 ms
Interpico I-V	5,04 ms

Conclusão: Orelha Direita – Latência absoluta da onda I dentro do padrão de normalidade e atraso nos tempos de latência das ondas III e V. Latência interpico III-V normal e atraso nas latências interpicos I-III e I-V.

Orelha Esquerda – Ausência de respostas a 100 dBNA.

Dados sugestivos de alteração em tronco cerebral baixo à direita e perda auditiva profunda para "clicks" à esquerda.

Caso 5 – Paciente do sexo feminino, 25 anos de idade, com queixa de desequilíbrio há dois meses.

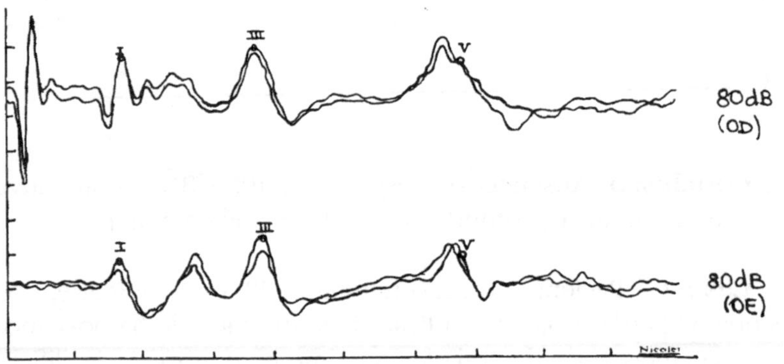

	Orelha Direita	Orelha Esquerda (80 dBNA)
ONDA I	1,70 ms	1,68 ms
ONDA III	3,60 ms	3,66 ms
ONDA V	6,58 ms	6,68 ms
Interpico I-III	1,90 ms	1,98 ms
Interpico III-V	2,98 ms	3,02 ms
Interpico I-V	4,88 ms	5,00 ms

Conclusão: Latências absolutas das ondas I e III dentro do padrão de normalidade e atraso no tempo de latência da onda V bilateralmente. Latência interpico I-III normal e atraso nas latências interpicos I-V e III-V bilateralmente. Sugestivo de alteração em tronco cerebral alto.

Caso 6 – Paciente do sexo feminino, oito anos de idade, portadora de Síndrome de Down, com otites de repetição, apresentando na Audiometria Tonal uma perda auditiva condutiva de grau moderado bilateral.

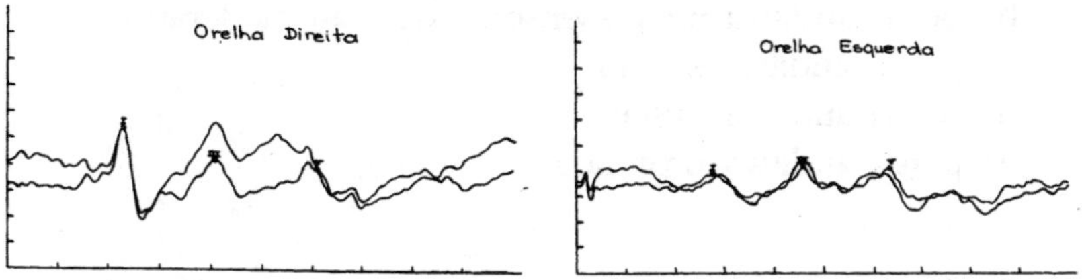

	Orelha Direita	Orelha Esquerda (80 dBNA)
ONDA I	2,28 ms	2,64 ms
ONDA III	4,26 ms	4,58 ms
ONDA V	6,22 ms	6,48 ms
Interpico I-III	1,98 ms	1,94 ms
Interpico III-V	1,96 ms	1,90 ms
Interpico I-V	3,94 ms	3,84 ms

Conclusão: Atraso nas latências absolutas das ondas I, III, V e latências interpicos I-III, III-V e I-V dentro dos padrões de normalidade bilateralmente.

RESOLUÇÃO DE PROBLEMAS

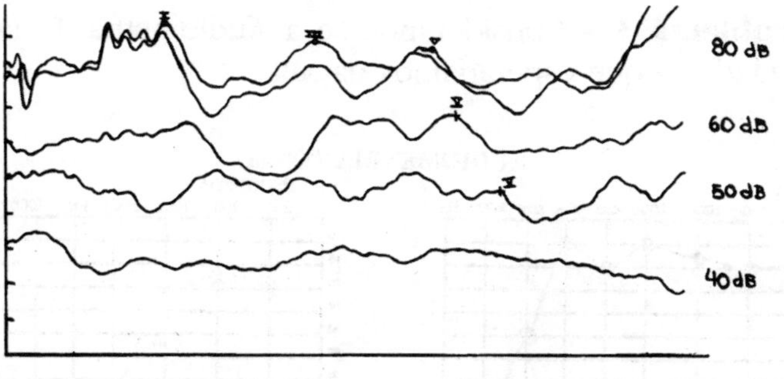

ONDA I	1,66 ms
ONDA II	3,68 ms
ONDA V	5,60 ms
Interpico I-III	2,02 ms
Interpico III-V	1,92 ms
Interpico I-V	3,94 ms

Problema 1 – Levando-se em consideração as latências absolutas das ondas I, III, V a 80 dBNA no traçado de ABR apresentado acima, podemos concluir que se trata de um caso de:

a) perda auditiva condutiva de grau moderado;
b) perda auditiva neurossensorial de grau moderado;
c) perda auditiva severa;
d) perda auditiva mista;
e) perda auditiva profunda.

Problema 2 – O traçado de ABR mais característico em um caso com neurinoma do acústico é:

a) latências absolutas das ondas I, III, V e interpicos I-III, III-V, I-V normais;
b) latências absolutas das ondas I e III e interpico I-III normais, atraso na latência da onda V e interpicos I-V e III-V;
c) latência absoluta da onda I e interpico III-V normais, atraso nas latências das ondas III e V e interpicos I-III e I-V;
d) atraso nas latências das ondas I, III, V e interpicos I-III, III-V, I-V normais;
e) ausência de respostas em alta intensidade.

Problema 3 – Considerando-se a Audiometria Tonal aqui apresentada, o que esperaríamos da ABR?

AUDIOMETRIA TONAL

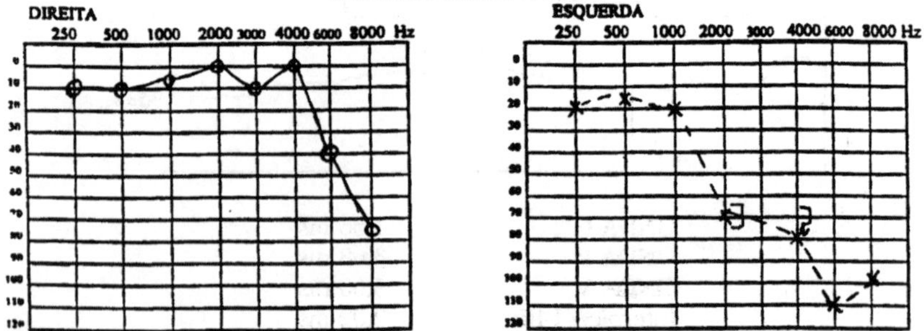

a) ausência de respostas a 100 dBNA bilateralmente;
b) limiares eletrofisiológicos a 20 dBNA à direita, e 40 dBNA à esquerda;
c) limiar eletrofisiológico a 40 dBNA à direita, e ausência de respostas a 100 dBNA à esquerda;
d) limiar eletrofisiológico a 80 dBNA à direita, e ausência de respostas a 100 dBNA à esquerda;
e) limiares eletrofisiológicos a 20 dBNA à direita, e 90 dBNA à esquerda.

Problema 4

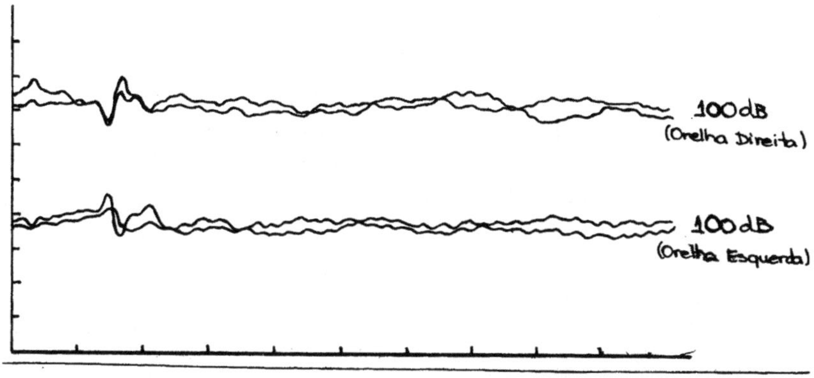

Levando-se em consideração o traçado de ABR apresentado acima, podemos concluir que se trata de um caso de:

a) alteração de tronco cerebral alto;
b) neuropatia auditiva;
c) perda auditiva profunda para "clicks";
d) alternativas b e c estão corretas;
e) nenhuma das anteriores.

Problema 5

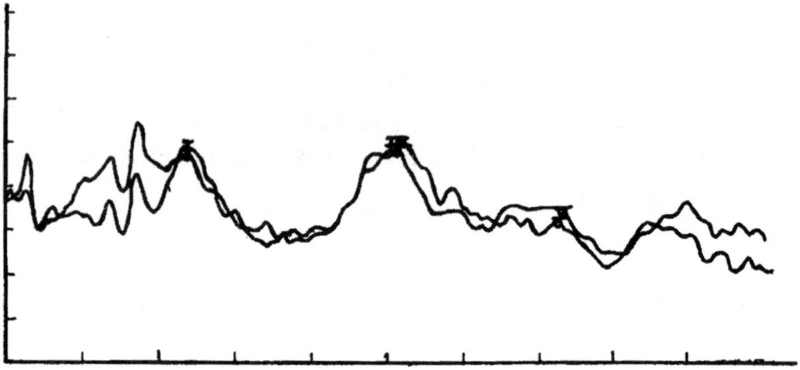

ONDA I	1,46 ms
ONDA III	4,42 ms
ONDA V	6,44 ms
Interpico I-III	2,96 ms
Interpico III-V	2,02 ms
Interpico I-V	4,98 ms

O traçado de ABR apresentado anteriormente pode ser encontrado em casos de:

a) alteração de tronco cerebral baixo;
b) alteração de tronco cerebral alto;
c) criança com um mês de idade;
d) criança com um ano de idade;
e) alternativas a e c estão corretas.

Problema 6 – Assinale a alternativa correta:

a) A ausência de respostas na ABR não exclui audição normal em freqüências graves.
b) A maturação da via auditiva não interfere nas latências, amplitudes e formas das ondas da ABR.

c) O traçado característico em perdas auditivas condutivas é atraso nas latências das ondas I, III, V e interpicos I-III, III-V, I-V, em altas intensidades.
d) Os geradores das ondas I, III, V da ABR são: onda I – nervo auditivo, onda III – complexo olivar superior, onda V – lemnisco lateral.
e) A ABR avalia regiões auditivas no tronco cerebral, subcorticais e corticais.

Resposta/Gabarito

Problema 1 – b
Problema 2 – c
Problema 3 – e
Problema 4 – d
Problema 5 – e
Problema 6 – a

4

Interpretando uma Avaliação Audiológica Infantil

Selma Anequini Costa

Atualmente, muitos são os recursos para avaliação da audição em crianças. Dentre os métodos que não dependem da colaboração direta da criança, destacamos as Emissões Otoacústicas Evocadas, a Audiometria de Respostas Elétricas do Tronco Encefálico e as Medidas de Imitância Acústica. Estes exames são de suma importância no diagnóstico audiológico, destacando-se as Emissões Otoacústicas como o método, atualmente, mais apropriado para triagem auditiva neonatal. Porém, não podemos deixar de citar a Observação do Comportamento Auditivo como sendo indispensável no processo de diagnóstico audiológico em crianças.

Com o aumento progressivo de serviços de triagem auditiva neonatal, há necessidade de que profissionais da área desenvolvam seus conhecimentos em relação à Observação do Comportamento Auditivo, uma vez que o diagnóstico só poderá ser concluído por meio de um conjunto de procedimentos.

Para que seja possível atuar com crianças, é preciso que o examinador conheça muito bem as etapas de desenvolvimento da audição nos primeiros anos de vida e também os métodos adotados para cada faixa etária. Desta forma, neste capítulo, apresentaremos uma pequena revisão destes aspectos e, posteriormente, apresentarmos alguns exercícios para exemplificação.

É preciso destacar que existem inúmeras teorias e estudos sobre o desenvolvimento da função auditiva e dos métodos de avaliação e, neste capítulo, estaremos descrevendo apenas as linhas de pesquisa que adotamos na rotina clínica.

DESENVOLVIMENTO DA FUNÇÃO AUDITIVA

As reações frente a estímulos sonoros, em crianças, dependem de alguns fatores importantes:

- faixa etária da criança;
- estado de vigília no qual se encontra (sono profundo, sono leve, alerta, ou choro) propostos por Brazelton (1984);
- desenvolvimento motor, psíquico e de linguagem;
- tipo de estímulo sonoro utilizado: sons instrumentais, tom puro, ruído ou fala.

Em relação ao desenvolvimento da função auditiva, sabemos que a criança pode ouvir já no período gestacional, recebendo estimulações, principalmente, provenientes dos ruídos do organismo da mãe e de sua voz. Segundo Peck (1994), a cóclea está pronta por volta da 20ª semana de gestação e, nos primeiros anos de vida, ocorre a maturação do Sistema Auditivo Central.

No que se refere à reação à voz, sabemos que, logo ao nascimento, a criança reage à voz da mãe, procurando-a e se acalmando ao ouvi-la. De acordo com Azevedo (1993), a partir de nove meses de vida, pode reconhecer ordens simples:

- 9 a 12 meses: nível I: "joga beijo", "dá tchau" e "bate palma";
- 12 a 15 meses: nível II: "cadê o sapato?", "cadê a mamãe?" e "cadê a chupeta?";
- 15 a 18 meses: nível III: "cadê o cabelo?", "cadê a mão?" e "cadê o pé?".

No que diz respeito ao reconhecimento do próprio nome, o estudo de Lemos *et al.*, (2000) mostrou que de 12 a 14 meses de idade 65% das crianças pesquisadas reconheceram seu nome, e 100% das crianças a partir dos 15 meses de idade o fizeram.

A reação a tom puro também evolui com o aumento da idade, sendo que o nível mínimo de resposta para tom *warble*, utilizando reforço visual (audiômetro pediátrico), segundo Azevedo (1993), é de 80 dB com três a seis meses de idade, 60 dB de seis a nove meses, 40 dB de nove a 12 meses e 20 dBNA a partir de um ano de vida. Utilizamos o termo "nível mínimo de resposta", e não "limiar auditivo", uma vez que não aplicamos técnica de obtenção do limiar, e sim observamos uma resposta frente ao tom puro.

No que diz respeito aos sons não calibrados (instrumentais), as reações dependem muito das características acústicas do som utilizado. Sabemos que a criança deve apresentar reações reflexas para sons de forte intensidade (acima de 90 dB) como: "reflexo cócleo-palpebral" (RCP) – presente em toda vida – e o "sobressalto" (ou *startle*) – inibido após o terceiro mês de vida. Pesquisamos essas reações reflexas, geralmente, com o som do agogô pequeno e grande, prato e, se necessário, tambor. Segundo Sacaloski, Suzuki e Azevedo (1993), é esperado, também, que a criança apresente o fenômeno da habituação para a resposta de sobressalto, ou seja, se o estímulo for repetido, a resposta irá diminuir ou desaparecer.

Outra resposta que pode estar presente é a "atenção ao som", demonstrada por meio de comportamentos como: aumentar ou parar atividade, arregalar os olhos, franzir a testa e outros. Podemos observar esses comportamentos para sons com intensidade em torno de 70/80 dB como guizo, reco-reco, sino e ganzá.

Lembrete: As reações reflexas e a atenção ao som podem ser observadas com a criança em estado de sono leve ou alerta, não sendo interessante avaliá-la em sono profundo e choro.

O desenvolvimento da habilidade de localização sonora deve ser avaliado. No plano horizontal (lateral), ela se inicia ao nascimento pelo que chamamos de "resposta de orientação ao som" (ROS). O neonato com poucas horas de vida já é capaz de voltar a cabeça em direção à fonte sonora, segundo Muir, Clifton e Clarkson (1989) e Costa e Fukuda (1993). Este comportamento evolui com a idade da criança tanto na sua ocorrência como qualitativamente, considerando os parâmetros de grau de movimentação da cabeça em relação à linha média e latência da resposta em segundos. Segundo Costa (1998), a resposta pode ser, do nascimento aos quatro meses de vida, incompleta, ou seja, com movimentação de cabeça em direção ao som menor que 90 graus em relação à linha média da cabeça. Aos cinco meses, ela já é completa, sendo a criança capaz de voltar a cabeça 90 graus da linha média. No que diz respeito à latência de resposta, ou seja, tempo que a criança leva para olhar em direção à fonte sonora, ela só é considerada rápida/imediata aos seis meses de vida (em torno de 1 s). Desta maneira, deve-se utilizar som com longa duração para que a resposta possa ser visualizada em bebês, principalmente, até três meses de idade. Além disso, até esta idade, a resposta pode estar ausente ou ser unilateral, tornando-se bilateral aos quatro ou cinco meses de vida.

Após os 6 meses, a criança já inicia respostas de localização lateral (LL) para cima e para baixo que segue uma evolução da forma indireta – olhar para o lado e depois para baixo ou para cima – para a direta – olhar diretamente para baixo ou para cima. Este comportamento pode ser avaliado com sons como guizo e reco-reco.

Lembrete: Na avaliação da localização sonora é preciso que a criança esteja em estado de alerta e com a cabeça apoiada (posição facilitadora), se ainda não for capaz de sustentá-la.

Veja, a seguir, na tabela 1, um resumo da evolução da localização sonora nos primeiros anos de vida para sons não calibrados (instrumentais), baseado nos estudos de Azevedo e Pereira (1997) e Costa (1998).

Tabela 1 – Evolução da localização sonora no primeiro ano de vida

Faixa etária em meses	Etapa da localização sonora
Neonato a 3 meses	ROS incompleta (<90°); lenta (>3s); podendo ser unilateral
4 a 5 meses	LL bilateral , podendo ser incompleta (< 90°) ou completa; latência intermediária (1,5-3s)
5 a 6 meses	5 a 6 meses LL completa (90°); rápida (<1,5s)
6 a 9 meses	Localização indireta p/ baixo e p/ cima (plano lateral)
9 a 13 meses	Localização direta p/ baixo e indireta p/ cima (plano lateral)
13 a 18 meses	Localização direta p/ baixo e p/ cima (plano lateral)
18 a 24 meses	Localização acima da cabeça (plano vertical)
24 a 28 meses	Localização à frente da cabeça (plano medial)
48 meses	Localização atrás da cabeça (plano medial)

LL – Localização lateral   ROS resposta de orientação ao som

A ESCOLHA DOS PROCEDIMENTOS DE AVALIAÇÃO DA AUDIÇÃO EM CRIANÇAS

Toda avaliação inicia-se obviamente pela *Anamnese.* No caso da criança, esta deve abranger tanto aspectos ligados aos antecedentes pessoais e familiares como, também, dados do desenvolvimento global da criança. Costumamos levantar aspectos do período pré, peri e pós-natal na tentativa de verificar se existem indicadores de risco para deficiência auditiva. Acompanhe na tabela 2 os aspectos considerados importantes pelo *Joint Committee on Infant Hearing* (1994), complementados por Azevedo (1996).

Tabela 2 – Indicadores de risco para deficiência auditiva. *Joint Committee on Infant Hearing* (1994); Azevedo (1996)

1. Antecedentes familiares de deficiência auditiva hereditária
2. Consangüinidade
3. Infecções congênitas (rubéola, sífilis, citomegalovírus, herpes, toxoplasmose)
4. Malformações craniofaciais
5. Peso ao nascimento inferior a 1500 g ou PIG (pequena para idade gestacional)
6. Hiperbilirrubinemia / ex-sangüíneo transfusão
7. Medicação ototóxica
8. Meningite bacteriana
9. Asfixia Perinatal10 (Apgar de 0 a 4 no primeiro minuto ou 0 a 6 no quinto minuto)
10. Ventilação mecânica (> cinco dias)
11. Síndromes congênitas
12. Alcoolismo materno ou uso de drogas psicotrópicas na gestação
13. Hemorragia ventricular
14. Permanência em incubadora (> sete dias)
15. Convulsões neonatais
16. Otite média recorrente ou persistente por mais de três meses
17. Suspeita dos familiares de atraso de linguagem, audição e fala

Além da função de levantar dados que possam ser indicativos da etiologia da deficiência auditiva, a *Anamnese* também tem a função de auxiliar na escolha do método mais indicado de avaliação da audição para aquela criança, pelo conhecimento de aspectos do seu desenvolvimento global. Devemos questionar aspectos do desenvolvimento físico, motor, de linguagem e psíquico.

Os procedimentos de avaliação da audição podem variar de acordo com a idade da criança e seu desenvolvimento, principalmente motor e psíquico. Em geral, adotamos mais de um procedimento compondo um conjunto que trará informações mais completas sobre a audição da criança.

Vale lembrar que, atualmente, os profissionais têm se preocupado não só com a questão periférica (nível de audição) como também com as questões ligadas ao processamento das informações auditivas, verificando se a criança apresenta respostas esperadas para a sua faixa etária. Desta forma, é interessante que a investigação da audição não seja feita somente através de uma triagem inicial, mas que haja um retorno para acompanhamento de todo o processo.

Alguns procedimentos que podem ser adotados são:

- Observação do Comportamento Auditivo;
- Audiometria com Reforço Visual;
- Audiometria Lúdica – Condicionada;
- Logoaudiometria;
- Medidas de Imitância Acústica.

1 – Observação do Comportamento Auditivo

Este procedimento é utilizado, principalmente, até dois anos de idade. Pode ser empregado, também, em outras faixas etárias se não for possível aplicar outra forma de avaliação, seja por limitação da criança, seja por falta de recursos disponíveis.

Baseia-se na observação cuidadosa de qualquer reação da criança frente à apresentação de um estímulo sonoro, utilizando-se, geralmente, sons não calibrados e voz.

Esperamos respostas adequadas à idade da criança, seu desenvolvimento global, seu estado de vigília durante a avaliação e as características acústicas do estímulo sonoro utilizado.

O estímulo sonoro é apresentado a 20 cm de distância da orelha da criança e com duração maior que 5 s, se estiver buscando a resposta de localização sonora, principalmente até três meses de idade. Aguardamos alguns segundos com o instrumento posicionado, antes de iniciar sua percussão, para nos certificarmos de que a criança não o percebeu visualmente. Podemos empregar a técnica de distração, em que um examinador permanece na frente da criança com um estímulo visual que a distraia. Preferimos iniciar a avaliação sem este estímulo visual e só utilizá-lo se necessário.

Os estímulos sonoros que mais utilizamos atualmente são: guizo, reco-reco, sino, ganzá (70/80 dB) – para pesquisa de atenção ao som e localização sonora – e *black-black*, agogô pequeno e grande, prato e tambor (90/100 dB) – para pesquisa dos reflexos. O examinador poderá utilizar qualquer outro som desde que conheça suas características acústicas (nível de intensidade e faixa de freqüência).

Lembrete: Não é preciso utilizar todos os instrumentos em uma avaliação. Se, por exemplo, a criança localiza o guizo e o reco-reco no plano lateral, podemos utilizar o sino e o ganzá para pesquisa da localização em outras posições.

A avaliação é considerada alterada se a criança:

- Reagir apenas a sons de forte intensidade. Exemplo: criança reage apenas ao prato e ao tambor.
- Não apresentar reações adequadas ao tipo de estímulo sonoro utilizado. Exemplo: não apresentar reflexo cócleo-palpebral para agogô e prato.
- Não apresentar respostas adequadas a sua faixa etária. Exemplo: apresentar *startle* ou sobressalto após quatro meses de idade ou não localizar a fonte sonora na idade esperada.
- Apresentar alterações qualitativas como aumento da latência para reagir aos sons e alteração no grau de movimentação da cabeça em relação à linha média. Exemplo: com seis meses de idade, demorar para localizar a fonte sonora ou não movimentar a cabeça 90 graus da linha média.

Lembrete: Segundo Azevedo (1997), a ausência do reflexo cócleo-palpebral pode ser indicativo de perda auditiva do tipo condutiva ou neurossensorial moderada não recrutante, severa ou profunda. Além disso, pode estar ausente nos casos de alteração central da audição.

É importante lembrar que, se estiver trabalhando com os instrumentos musicais propostos acima (guizo, reco-reco, sino, ganzá, *black-black*, agogô, prato e tambor), todos com intensidade acima de 70 dB, não será possível afastar a possibilidade de perda auditiva leve e moderada utilizando apenas a Observação do Comportamento Auditivo.

2 – Audiometria com Reforço Visual (Visual Reinforcement Audiometry – VRA)

Foi proposta por Lidén e Kankkunen (1969) e é baseada na COR – *Conditioned Orientation Reflex*, proposta por Suzuki e Ogiba (1961). É bastante utilizada durante os dois primeiros anos de vida, principalmente após os cinco meses de idade. Apresenta-se um estímulo preferencialmente por caixa acústica e, quando a criança reagir, utiliza-se o reforço visual (luz, bonecos iluminados). Pode ser usado tom puro, tom *warble* ou ruído. Pesquisamos, então, o nível mínimo de resposta nas freqüências de 500 Hz, 1 kHz, 2 kHz e 4 kHz. Podemos, também, verificar o nível de reação para voz.

O Audiômetro Pediátrico com reforço de luz baseia-se neste princípio.

Lembrete: O nível mínimo de resposta citado nos exercícios refere-se ao obtido com o audiômetro pediátrico (PA) que tem níveis fixos de intensidade – 80, 60, 40 e 20 dBNA.

3 – Audiometria Lúdica – Condicionada

É utilizada, principalmente, após os dois anos de idade ou quando a criança for capaz de compreender a atividade. Utilizamos a técnica de associar uma atividade motora como resposta ao som apresentado, como por exemplo, encaixar peças em um tabuleiro.

Pode ser utilizada caixa acústica, fones de ouvido ou vibrador, com estímulo do tipo tom puro, *warble* ou ruído. O examinador deve ser rápido e garantir pelo menos as respostas em 500 Hz, 1 kHz, 2 kHz e 4 kHz nas duas orelhas. Reforçamos apenas as respostas corretas e só devemos iniciar a pesquisa do limiar auditivo quando tivermos certeza de que a criança compreendeu a atividade. O limiar auditivo considerado normal para criança é de 15 dBNA, segundo Northern e Downs (1991).

4 – Logoaudiometria

Segundo Russo e Santos (1994), o uso de estímulos verbais na avaliação infantil é muito importante, pois, muitas vezes, os resultados são mais confiáveis do que os obtidos com tom puro.

Por meio das técnicas citadas acima (VRA e condicionada), lançando mão dos estímulos verbais, podemos também realizar, com crianças, o limiar de detectabilidade de fala (*Speech Detection Threshold* – SDT) e o limiar de reconhecimento de fala (*Speech Reception Threshold* – SRT). Em ambos podemos utilizar a técnica ascendente de obtenção do limiar, ou seja, do silêncio para o som. No SDT, utilizamos os estímulos "pápápá", "cadê o nenê" ou chamamos pelo nome da criança. No SRT, procuramos utilizar ordens simples que a criança compreenda ou o gesto de apontar partes do corpo ou figuras.

5 – Medidas de Imitância Acústica

Além dos procedimentos já citados, temos adotado a prática de realizar as Medidas de Imitância Acústica em todas as faixas etárias, pois nos fornece informações importantes sobre a integridade do sistema tímpano-ossicular, auxiliando no diagnóstico do tipo de perda auditiva (neurossensorial, condutiva ou mista). Normalmente realizamos a pesquisa da complacência estática (volume equivalente da orelha média) e dinâmica (curva timpanométrica). Se a criança estiver colaborando, procedemos à pesquisa do nível do reflexo acústico. Temos utilizado bastante o analisador de orelha média portátil por ser mais prático com crianças. Os trabalhos de Carvalho (1992) e Rufino, Pires e Bassetto (1998) mostraram que, nos primeiros meses de vida, a curva timpanométrica pode ser do tipo duplo pico.

Lembrete: Alguns aparelhos portáteis dão apenas o resultado do reflexo acústico em uma intensidade fixa, não procurando o limiar. Desta forma, nos exercícios os resultados aparecerão como presentes ou ausentes.

Realizada, então, essa pequena revisão de conceitos importantes, passaremos, a seguir, a propor alguns exercícios práticos. Veja, depois, o gabarito no final do capítulo.

Neste capítulo, todos os exercícios propostos são referentes a crianças nascidas a termo, pois sabemos que, no caso de prétermo, teríamos de considerar algumas diferenças nas etapas de desenvolvimento.

Lembrete: É importante lembrar que, na prática clínica, todos os resultados sempre deverão ser compatíveis com os dados de anamnese e exame otorrinolaringológico.

Estaremos enfocando, na primeira parte (exercícios 1 e 2), casos de crianças com audição normal, para fixação das etapas de desenvolvimento. Na segunda parte (exercícios 3, 4, 5, 6, 7 e 8) propomos exercícios com perda auditiva periférica do tipo condutiva e neurossensorial nos diferentes graus (leve, moderada, severa e profunda). Não estaremos enfocando casos de alterações centrais e neuropatias.

Exercício 1

Com base no que foi visto sobre as etapas de desenvolvimento, preencha o quadro abaixo.

Idade da criança	Comportamento auditivo esperado	Procedimentos adotados para avaliação da audição
2 meses de idade	Sons instrumentais: Voz: Tom puro:	
7 meses de idade	Sons instrumentais: Voz: Tom puro:	
2 anos e meio de idade	Sons instrumentais: Voz: Tom puro:	

Exercício 2

Utilizando o protocolo proposto, monte os resultados da avaliação audiológica de crianças, nascidas a termo sem intercorrências, com audição normal bilateral nas seguintes idades:

2a) 1 mês
2b) 5 meses
2c) 10 meses
2d) 1 ano e 2 meses
2e) 2 anos

Exercício 3

Analise os resultados abaixo para levantar as hipóteses diagnósticas e dê as condutas a serem adotadas:

PROTOCOLO DE AVALIAÇÃO AUDIOLÓGICA INFANTIL

Nome: ______________________________ Sexo: __ __ D.N. ___/___/___

Data: __/__/__ idade: **4 meses (nascido a termo)** estado da criança: **alerta**

Responsável pela avaliação ____

Observação do Comportamento Auditivo:

RESPOSTAS OBSERVADAS							
Estímulos	Não reação	Atenção ao som	ROS ou LL*	Local ⇑	Local ⇓	RCP	Startle/ habituação
Guizo	X						
Reco-reco	X						
Sino	X						
Ganzá	X						
Black-black	X						
Agogô peq.		X					
Agogô grande		X					
Prato		X					

* Latência da resposta: ( ) imediata ( ) lenta Grau de movimentação da cabeça ( ) 90° ( ) < 90°

Respostas a Tom Puro: (x) nível mínimo de resposta ou ( ) limiar auditivo

500 Hz	1 kHz	2 kHz	4 kHz	500 Hz	1 kHz	2 kHz	4 kHz
OD não reagiu (máximo 80 dBNA)				**OE** não reagiu (máximo 80 dBNA)			

Respostas a sons verbais sem amplificação: (não reagiu)

( ) Voz da mãe ( ) Voz do examinador ( ) Reação ao nome

Reação aos sons: ( ) s ( ) ch ( ) a ( ) i ( ) u ( ) ordens simples – nível: ______________

Respostas a sons verbais com amplificação:

( ) SRT ( ) SDT ( ) com fones ( ) em campo

OD ________ dB OE ________ dB

Medidas de Imitância Acústica:

OD: curva tipo A – ausência de reflexo acústico

OE: curva tipo A – ausência de reflexo acústico

Conclusão/conduta:

____

____

Exercício 4

Dê as hipóteses diagnósticas e as condutas da seguinte avaliação audiológica:

PROTOCOLO DE AVALIAÇÃO AUDIOLÓGICA INFANTIL

Nome: ______________________ Sexo: _____ D.N. ___/___/___

Data: __/__/__ idade: **10 meses (nascido a termo)** estado da criança: **alerta**

Responsável pela avaliação ______________________

Observação do Comportamento Auditivo:

RESPOSTAS OBSERVADAS							
Estímulos	Não reação	Atenção ao som	ROS ou LL*	Local ⇑	Local ⇓	RCP	Startle/ habituação
Guizo			X (OD/OE)				
Reco-reco			X (OD/OE)				
Sino					direta		
Ganzá				indireta			
Black-black		X					
Agogô peq.		X					
Agogô grande		X					
Prato		X					

* Latência da resposta: ( ) imediata (x) lenta Grau de movimentação da cabeça (x) 90° ( ) < 90°

Respostas a Tom Puro: (x) nível mínimo de resposta ou ( ) limiar auditivo

	500 Hz	1 kHz	2 kHz	4 kHz		500 Hz	1 kHz	2 kHz	4 kHz
OD	60	60	60	60 dBNA	OE	60	60	60	60 dBNA

Respostas a sons verbais sem amplificação:

( ) Voz da mãe (**x**) Voz do examinador ( ) Reação ao nome

Reação aos sons: ( ) s ( ) ch (**x**) a (**x**) i (**x**) u (**x**) ordens simples – nível: I

Respostas a sons verbais com amplificação:

( ) SRT (**x**) SDT ( ) com fones (**x**) em campo

OD 50 dB OE 55 dB

Medidas de Imitância Acústica:

OD: Curva tipo B – ausência de reflexo acústico

OE: Curva tipo B – ausência de reflexo acústico

Conclusão/conduta:

____

____

Exercício 5

Analise os resultados abaixo para levantar as hipóteses diagnósticas e dê as condutas a serem adotadas:

PROTOCOLO DE AVALIAÇÃO AUDIOLÓGICA INFANTIL

Nome: ______________________ Sexo: _____ D.N. ___/___/___

Data: __/__/__ idade: **15 dias (nascido a termo)** estado da criança: **alerta**

Responsável pela avaliação ___________________________

Observação do Comportamento Auditivo:

	RESPOSTAS OBSERVADAS						
Estímulos	Não reação	Atenção ao som	ROS ou LL*	Local ⇑	Local ⇓	RCP	Startle/ habituação
Guizo			X (OD)				
Reco-reco			X (OD)				
Sino		X					
Ganzá		X					
Black-black		X					
Agogô peq.						X	
Agogô grande						X	
Prato						X	X (habituou)

* Latência da resposta: ( ) imediata (x) lenta Grau de movimentação da cabeça ( ) 90° (x) < 90°

Respostas a Tom Puro: (x) nível mínimo de resposta ou ( ) limiar auditivo

	500 Hz	1 kHz	2 kHz	4 kHz		500 Hz	1 kHz	2 kHz	4 kHz
OD					OE				

Respostas a sons verbais sem amplificação:

(**x**) Voz da mãe ( ) Voz do examinador ( ) Reação ao nome

Reação aos sons: ( ) s ( ) ch ( ) a ( ) i ( ) u ( ) ordens simples – nível: ___________

Respostas a sons verbais com amplificação:

( ) SRT ( ) SDT ( ) com fones ( ) em campo

OD ________ dB OE ________ dB

Medidas de Imitância Acústica:

OD: Curva tipo A

OE: Curva tipo A

Conclusão/conduta:

____

____

Exercício 6

Utilizando o protocolo de avaliação audiológica infantil proposto, monte os resultados obtidos na testagem de uma criança com sete meses de idade (nascido a termo) com suspeita de perda auditiva condutiva leve bilateral.

Exercício 7

Utilizando o protocolo de avaliação audiológica infantil proposto, monte os resultados obtidos na testagem de uma criança com dois anos e dois meses de idade (nascido a termo) com suspeita de perda auditiva neurossensorial moderada bilateral (recrutante).

Exercício 8

Utilizando o protocolo de avaliação audiológica infantil proposto, monte os resultados obtidos na testagem de uma criança com um ano de idade (nascido a termo) com suspeita de perda auditiva neurossensorial profunda bilateral.

Lembrete: Utilize o protocolo abaixo para a resolução dos exercícios propostos!

PROTOCOLO DE AVALIAÇÃO AUDIOLÓGICA INFANTIL

Nome: ______________________ Sexo: ______ D.N. ___ /___ /___

Data: __ /__ /__ idade: _____ estado da criança: ____________

Responsável pela avaliação ___________________________

Observação do Comportamento Auditivo:

RESPOSTAS OBSERVADAS							
Estímulos	Não reação	Atenção ao som	ROS ou LL*	Local ⇑	Local ⇓	RCP	Startle/ habituação
Guizo							
Reco-reco							
Sino							
Ganzá							
Black-black							
Agogô peq.							
Agogô grande							
Prato							

* Latência da resposta: ( ) imediata ( ) lenta Grau de movimentação da cabeça ( ) 90° ( ) < 90°

Respostas a Tom Puro: ( ) nível mínimo de resposta ou
( ) limiar auditivo

	500 Hz	1 kHz	2 kHz	4 kHz		500 Hz	1 kHz	2 kHz	4 kHz
OD				dBNA	OE				dBNA

Respostas a sons verbais sem amplificação:

( ) Voz da mãe ( ) Voz do examinador ( ) Reação ao nome

Reação aos sons: ( ) s ( ) ch ( ) a ( ) i ( ) u ( ) ordens simples - nível: ____________

Respostas a sons verbais com amplificação:

( ) SRT ( ) SDT ( ) com fones ( ) em campo

OD _________ dB OE _________ dB

Medidas de Imitância Acústica:

OD: ____

OE: ____

Conclusão/conduta:

____

____

Gabarito

Exercício 1

Idade da criança	Comportamento auditivo esperado	Procedimentos adotados para avaliação da audição
2 meses de idade	**Sons instrumentais:** • Atenção ao som • ROS (unilateral, lenta, <90°) • RCP • Sobressalto (com habituação presente) **Voz:** reage para voz da mãe **Tom puro:** não observada reação a 80 dB (máximo do audiômetro pediátrico)	• Observação do Comportamento Auditivo • Reação à voz • Medidas de Imitância Acústica
7 meses de idade	**Sons instrumentais:** • LL para direita e esquerda, rápida, 90° • Localização indireta para baixo e para cima • RCP **Voz:** • LL para voz do examinador **Tom puro:** • Nível mínimo de resposta de 60 dB em 500 Hz, 1 kHz, 2kHz e 4 kHz (audiômetro pediátrico)	• Observação do Comportamento Auditivo • Audiometria com Reforço Visual • Reação à voz • Medidas de Imitância Acústica
2 anos e meio de idade	**Sons instrumentais:** • LL para direita e esquerda, rápida, 90° • Localização direta para cima e para baixo • Localização acima da cabeça (plano vertical) • RCP **Voz:** • Reconhece comandos verbais • SRT com ordens simples: limiar dentro do padrão de normalidade (15 dBNA) **Tom puro:** • Limiares auditivos em 500 Hz, 1 kHz, 2 kHz e 4 kHz dentro padrões de normalidade (15 dBNA)	• Observação do Comportamento Auditivo (opcional, pois já compreende audiometria condicionada) • SRT com fones • Audiometria tonal condicionada • Medidas de Imitância Acústica

Exercício 2 – 2a) 1 mês – audição normal

PROTOCOLO DE AVALIAÇÃO AUDIOLÓGICA INFANTIL

Nome: ______________________ Sexo: ______ D.N. ___/___/___

Data: __/__/__ idade: **1 mês** estado da criança: **alerta**

Responsável pela avaliação ______________________________

Observação do Comportamento Auditivo:

RESPOSTAS OBSERVADAS							
Estímulos	Não reação	Atenção ao som	ROS ou LL*	Local ⇑	Local ⇓	RCP	Startle/ habituação
Guizo			X (OE)				
Reco-reco			X (OE)				
Sino		X					
Ganzá		X					
Black-black						X	
Agogô peq.						X	
Agogô grande						X	
Prato						X	

* Latência da resposta: ( ) imediata (x) lenta Grau de movimentação da cabeça ( ) 90° (x) < 90°

Respostas a Tom Puro: ( ) nível mínimo de resposta ou
( ) limiar auditivo

	500 Hz	1 kHz	2 kHz	4 kHz		500 Hz	1 kHz	2 kHz	4 kHz
OD					OE				

Respostas a sons verbais sem amplificação:

(**x**) Voz da mãe ( ) Voz do examinador ( ) Reação ao nome

Reação aos sons: ( ) s ( ) ch ( ) a ( ) i ( ) u ( ) ordens simples – nível: ____________

Respostas a sons verbais com amplificação:

( ) SRT ( ) SDT ( ) com fones ( ) em campo

OD _________ dB OE _________ dB

Medidas de Imitância Acústica:

OD: Curva tipo A

OE: Curva tipo A

Conclusão/conduta:

____

____

Exercício 2 – 2b) 5 meses – audição normal

PROTOCOLO DE AVALIAÇÃO AUDIOLÓGICA INFANTIL

Nome: ____________________________ Sexo: _______ D.N. ___/___/___

Data: __/__/__ idade: **5 meses (nascido a termo)** estado da criança: **alerta**

Responsável pela avaliação ______________________________

Observação do Comportamento Auditivo:

RESPOSTAS OBSERVADAS							
Estímulos	Não reação	Atenção ao som	ROS ou LL*	Local ⇑	Local ⇓	RCP	Startle/ habituação
Guizo			X (OD/OE)				
Reco-reco			X (OD/OE)				
Sino			X (OD/OE)				
Ganzá			X (OD/OE)				
Black-black						X	
Agogô peq.						X	
Agogô grande						X	
Prato						X	

* Latência da resposta: (x) imediata ( ) lenta Grau de movimentação da cabeça (x) 90° ( ) < 90°

Respostas a Tom Puro: **(x) nível mínimo de resposta ou**
( ) limiar auditivo

	500 Hz	1 kHz	2 kHz	4 kHz		500 Hz	1 kHz	2 kHz	4 kHz
OD	80	80	80	80 dBNA	OE	80	80	80	80 dBNA

Respostas a sons verbais sem amplificação:

( ) Voz da mãe (**x**) Voz do examinador ( ) Reação ao nome

Reação aos sons: (**x**) s (**x**) ch (**x**) a (**x**) i (**x**) u ( ) ordens simples – nível: ___________

Respostas a sons verbais com amplificação:

( ) SRT ( ) SDT ( ) com fones ( ) em campo

OD _________ dB OE _________ dB

Medidas de Imitância Acústica:

OD: Curva tipo A e reflexos acústicos presentes

OE: Curva tipo A e reflexos acústicos presentes

Conclusão/conduta:

____

____

Exercício 2 – 2c) 10 meses – audição normal

PROTOCOLO DE AVALIAÇÃO AUDIOLÓGICA INFANTIL

Nome: ______________________ Sexo: ______ D.N. ___/___/___

Data: __/__/__ idade: **10 meses (nascido a termo)** estado da criança: **alerta**

Responsável pela avaliação ______________________

Observação do Comportamento Auditivo:

	RESPOSTAS OBSERVADAS						
Estímulos	Não reação	Atenção ao som	ROS ou LL*	Local ⇑	Local ⇓	RCP	Startle/ habituação
Guizo			X (OD/OE)				
Reco-reco			X (OD/OE)				
Sino				indireta	direta		
Ganzá				indireta	direta		
Black-black						X	
Agogô peq.						X	
Agogô grande						X	
Prato						X	

* Latência da resposta: (x) imediata ( ) lenta Grau de movimentação da cabeça (x) 90° ( ) < 90°

Respostas a Tom Puro: (x) nível mínimo de resposta ou ( ) limiar auditivo

	500 Hz	1 kHz	2 kHz	4 kHz		500 Hz	1 kHz	2 kHz	4 kHz
OD	40	40	40	40 dBNA	OE	40	40	40	40 dBNA

Respostas a sons verbais sem amplificação:

( ) Voz da mãe (**x**) Voz do examinador ( ) Reação ao nome

Reação aos sons: (**x**) s (**x**) ch (**x**) a (**x**) i (**x**) u (**x**) ordens simples – nível: I

Respostas a sons verbais com amplificação:

( ) SRT (**x**) SDT ( ) com fones (**x**) em campo

OD 20 dB OE 20 dB

Medidas de Imitância Acústica:

OD: Curva tipo A – e reflexos acústicos presentes

OE: Curva tipo A – e reflexos acústicos presentes

Conclusão/conduta:

____

____

Exercício 2 – 2d) 1 ano e 2 meses – audição normal

PROTOCOLO DE AVALIAÇÃO AUDIOLÓGICA INFANTIL

Nome: ______________________ Sexo: _______ D.N. ___/___/___

Data: __/__/__ idade: **1 a e 2 meses (nascido a termo)** estado da criança: **alerta**

Responsável pela avaliação ______________________

Observação do Comportamento Auditivo:

RESPOSTAS OBSERVADAS							
Estímulos	Não reação	Atenção ao som	ROS ou LL*	Local ⇑	Local ⇓	RCP	Startle/ habituação
Guizo			X (OD/OE)				
Reco-reco			X (OD/OE)				
Sino				direta	direta		
Ganzá							
Black-black						X	
Agogô peq.						X	
Agogô grande						X	
Prato						X	

* Latência da resposta: (x) imediata ( ) lenta Grau de movimentação da cabeça (x) 90° ( ) < 90°

Respostas a Tom Puro: (x) nível mínimo de resposta ou
( ) limiar auditivo

	500 Hz	1 kHz	2 kHz	4 kHz		500 Hz	1 kHz	2 kHz	4 kHz
OD	20	20	20	20 dBNA	OE	20	20	20	20 dBNA

Respostas a sons verbais sem amplificação:

( ) Voz da mãe (**x**) Voz do examinador (**x**) Reação ao nome

Reação aos sons: (**x**) s (**x**) ch (**x**) a (**x**) i (**x**) u (**x**) ordens simples – nível: II

Respostas a sons verbais com amplificação:

(**x**) SRT ( ) SDT ( ) com fones (**x**) em campo

OD 20 dB OE 20 dB (com ordens simples)

Medidas de Imitância Acústica:

OD: Curva tipo A – e reflexos acústicos presentes

OE: Curva tipo A – e reflexos acústicos presentes

Conclusão/conduta:

____

____

Exercício 2 – 2e) 2 anos – audição normal

PROTOCOLO DE AVALIAÇÃO AUDIOLÓGICA INFANTIL

Nome: ____________________ Sexo: _____ D.N. ___/___/___
Data: __/__/__ idade: **2 anos** estado da criança: **alerta**
Responsável pela avaliação ____________________

Observação do Comportamento Auditivo:

RESPOSTAS OBSERVADAS							
Estímulos	Não reação	Atenção ao som	ROS ou LL*	Local ⇑	Local ⇓	RCP	Startle/ habituação
Guizo			X (OD/OE)				
Reco-reco			X (OD/OE)				
Sino				direta	direta		
Ganzá				direta	direta		
Black-black						X	
Agogô peq.						X	
Agogô grande						X	
Prato						X	

* Latência da resposta: (x) imediata ( ) lenta Grau de movimentação da cabeça (x) 90° ( ) < 90°

Respostas a Tom Puro: ( ) nível mínimo de resposta ou (x) limiar auditivo

	500 Hz	1 kHz	2 kHz	4 kHz		500 Hz	1 kHz	2 kHz	4 kHz
OD	15	10	15	15 dBNA	OE	15	10	10	15 dBNA

Respostas a sons verbais sem amplificação:
( ) Voz da mãe ( ) Voz do examinador (**x**) Reação ao nome
Reação aos sons: (**x**) s (**x**) ch (**x**) a (**x**) i (**x**) u (**x**) ordens simples – nível: III

Respostas a sons verbais com amplificação:
(**x**) SRT ( ) SDT (**x**) com fones ( ) em campo
OD 15 dB OE 10 dB

Medidas de Imitância Acústica:
OD: Curva tipo A – e reflexos acústicos presentes
OE: Curva tipo A – e reflexos acústicos presentes

Conclusão/conduta:

____

____

Exercício 3

Analisando os resultados obtidos, verificamos que a criança de quatro meses de idade reage apenas a sons acima de 90 dB e não apresenta RCP. Não reagiu a tom puro no máximo de saída do audiômetro pediátrico (80 dBNA) e não reagiu à voz. Nas Medidas de Imitância Acústica, apresenta curva tipo A bilateral, porém com ausência do reflexo acústico. Com esses dados, podemos suspeitar de perda auditiva neurossensorial de grau severo/profundo. Entretanto, o diagnóstico só será feito após encaminhamento para avaliação otorrinolaringológica e exames complementares como Audiometria de Respostas Elétricas do Tronco Encefálico e Emissões Otoacústicas.

Exercício 4

Analisando os resultados obtidos, verificamos que a criança de dez meses de idade apresenta localização lateral para a direita e para a esquerda para sons em torno de 70 dB, porém com aumento na latência de resposta (lenta). Apresenta respostas de localização direta para baixo e indireta para cima, o que é esperado para a sua idade. Chama atenção a ausência do RCP e respostas ao tom puro um nível acima do esperado para a sua idade (seria 40 dBNA). Reage para voz sem amplificação e compreende ordens no nível adequado para a sua idade. A detecção de voz em campo é de 50 dB para OD e 55 dB para OE. Nas medidas de imitância acústica, apresenta curva tipo B bilateral com ausência de reflexo acústico. Desta forma, ficamos com a hipótese de perda auditiva condutiva leve/moderada e precisamos de um encaminhamento para avaliação otorrinolaringológica.

Exercício 5

Analisando os resultados obtidos, verificamos que a criança de 15 dias de vida apresenta todas as respostas esperadas para a sua idade. O fato de apresentar ROS apenas para o lado direito não é indicativo de alteração. Nossa experiência e as pesquisas mostram que, nesta idade, a resposta de orientação ao som pode ser unilateral ou até estar ausente. Além disso, pode ser lenta e com movimentação de cabeça menor que noventa graus da linha média. A criança reage à voz da mãe e apresenta, nas medidas de imitância acústica, curva tipo A bilateral. Estes resultados levariam a um raciocínio de que se trata de audição normal bilateral, porém, devemos lembrar que os estímulos sonoros utilizados têm nível de intensidade acima de 70 dB e, portanto, não podemos afastar a possibilidade de perda auditiva leve ou moderada. Devemos concluir este caso apenas afastando a possibilidade de perda auditiva severa e profunda.

A seguir, existem algumas observações importantes a serem feitas:

Exercício 6

Observe a resposta de localização com latência aumentada, o que pode acontecer nas perdas condutivas. A resposta para tom puro encontra-se em um nível acima do esperado (6 meses seria 60 dB).

Exercício 7

Observe que, pelo fato de ser perda auditiva recrutante, o RCP e o reflexo acústico estão presentes.

Exercício 8

Perceba que a criança reage para o agogô e para o prato, porém não apresenta RCP por ser perda auditiva profunda.

Exercício 6 – Criança com seis meses – suspeita de perda auditiva condutiva leve bilateral.

PROTOCOLO DE AVALIAÇÃO AUDIOLÓGICA INFANTIL

Nome: ______________________ Sexo: _____ D.N. ___/___/___

Data: __/__/__ idade: **6 meses (nascido a termo)** estado da criança: **alerta**

Responsável pela avaliação ___________________________

Observação do Comportamento Auditivo:

RESPOSTAS OBSERVADAS							
Estímulos	Não reação	Atenção ao som	ROS ou LL*	Local ⇑	Local ⇓	RCP	Startle/ habituação
Guizo			X (OD/OE)				
Reco-reco			X (OD/OE)				
Sino					indireta		
Ganzá				indireta			
Black-black		X					
Agogô peq.		X					
Agogô grande		X					
Prato		X					

* Latência da resposta: ( ) imediata (x) lenta Grau de movimentação da cabeça (x) 90° ( ) < 90°

Respostas a Tom Puro: (x) nível mínimo de resposta ou ( ) limiar auditivo

	500 Hz	1 kHz	2 kHz	4 kHz		500 Hz	1 kHz	2 kHz	4 kHz
OD	80	80	80	80 dBNA	OE	80	80	80	80 dBNA

Respostas a sons verbais sem amplificação:

( ) Voz da mãe (**x**) Voz do examinador ( ) Reação ao nome

Reação aos sons: ( ) s ( ) ch (**x**) a (**x**) i (**x**) u ( ) ordens simples – nível: ___________

Respostas a sons verbais com amplificação:

( ) SRT (**x**) SDT ( ) com fones (**x**) em campo (utilizado reforço visual – VRA)

OD 40 dB OE 45 dB

Medidas de Imitância Acústica:

OD: Curva tipo B – ausência de reflexo acústico

OE: Curva tipo B – ausência de reflexo acústico

Conclusão/conduta:

____

____

Exercício 7 – Criança com 2 anos e 2 meses – suspeita de perda auditiva neurossensorial moderada recrutante bilateral.

PROTOCOLO DE AVALIAÇÃO AUDIOLÓGICA INFANTIL

Nome: ______________________ Sexo: _____ D.N. ___/___/___

Data: __/__/__ idade: **2 anos e 2 meses (nascido a termo)** estado da criança: **alerta**

Responsável pela avaliação ______________________

Observação do Comportamento Auditivo:

	RESPOSTAS OBSERVADAS						
Estímulos	Não reação	Atenção ao som	ROS ou LL*	Local ⇑	Local ⇓	RCP	Startle/ habituação
Guizo			X (OD/OE)				
Reco-reco			X (OD/OE)				
Sino				direta	direta		
Ganzá				direta	direta		
Black-black		X					
Agogô peq.		X					
Agogô grande						X	
Prato						X	

* Latência da resposta: (x) imediata ( ) lenta Grau de movimentação da cabeça (x) 90° ( ) < 90°

Respostas a Tom Puro: ( ) nível mínimo de resposta ou (x) limiar auditivo

	500 Hz	1 kHz	2 kHz	4 kHz		500 Hz	1 kHz	2 kHz	4 kHz
OD	60	65	70	75 dBNA	OE	65	65	70	75 dBNA

Respostas a sons verbais sem amplificação:

( ) Voz da mãe (**x**) Voz do examinador ( ) Reação ao nome

Reação aos sons: ( ) s ( ) ch ( ) a ( ) i ( ) u ( ) ordens simples – nível: __________

Respostas a sons verbais com amplificação:

(compreende alguns comandos verbais)

(**x**) SRT ( ) SDT (**x**) com fones ( ) em campo

OD 65 dB OE 65 dB

Medidas de Imitância Acústica:

OD: Curva tipo A – e reflexos acústicos presentes

OE: Curva tipo A – e reflexos acústicos presentes

Conclusão/conduta:

____

____

Exercício 8 – Criança com 1 ano – suspeita de perda auditiva neurossensorial profunda bilateral

PROTOCOLO DE AVALIAÇÃO AUDIOLÓGICA INFANTIL

Nome: ______________________________ Sexo: ________ D.N. ___/___/___

Data: __/__/__ idade: **1 ano (nascido a termo)** estado da criança: **alerta**

Responsável pela avaliação ______________________________

Observação do Comportamento Auditivo:

RESPOSTAS OBSERVADAS							
Estímulos	Não reação	Atenção ao som	ROS ou LL*	Local ⇑	Local ⇓	RCP	Startle/ habituação
Guizo	X						
Reco-reco	X						
Sino	X						
Ganzá	X						
Black-black	X						
Agogô peq.	X						
Agogô grande			X				
Prato			X				

* Latência da resposta: (x) imediata ( ) lenta Grau de movimentação da cabeça (x) 90° ( ) < 90°

Respostas a Tom Puro: (x) nível mínimo de resposta ou ( ) limiar auditivo

500 Hz	1 kHz	2 kHz	4 kHz	500 Hz	1 kHz	2 kHz	4 kHz
OD não reagiu (80 dBNA)				**OE** não reagiu (dBNA)			

Respostas a sons verbais sem amplificação: não reagiu

( ) Voz da mãe ( ) Voz do examinador ( ) Reação ao nome

Reação aos sons: ( ) s ( ) ch ( ) a ( ) i ( ) u ( ) ordens simples – nível: ____________

Respostas a sons verbais com amplificação:

( ) SRT (**x**) SDT ( ) com fones (**x**) em campo

OD 90 dB OE 90 dB

Medidas de Imitância Acústica:

OD: Curva tipo A e ausência de reflexo acústico

OE: Curva tipo A e ausência de reflexo acústico

Conclusão/conduta:

____

____

5

Interpretando a Eletronistagmografia e a Vecto-Eletronistagmografia na Avaliação Vestibular

Yara Aparecida Bohlsen
Maria Lucia Bertoncini Torres

Nosso equilíbrio corporal ocorre de forma inconsciente pela atuação de mecanismos sensoriais e reflexos. Os sistemas vestibular, visual e proprioceptivo (ou somatossensorial) são responsáveis por estes mecanismos que se interligam nos núcleos do tronco encefálico sob coordenação do cerebelo. A ação desta função sensório-motora permite a estabilização do campo visual e a manutenção da postura corporal.

Quando um desses sistemas apresenta disfunção ou é deprimido por fatores externos (entrar em um ambiente escuro, por exemplo) e quando há conflito na integração das informações vestibulares, visuais e proprioceptivas, surgem os sintomas e sinais de alteração do equilíbrio corporal: nistagmo e/ou tontura ou instabilidade corporal.

A tontura é um sinal clínico extremamente freqüente. Na maioria das vezes se origina de uma disfunção do sistema vestibular e se caracteriza como uma percepção errônea de movimento, sensação de desorientação espacial, desequilíbrio ou distúrbio visual (oscilopsia), sendo habitualmente acompanhada de sintomas neurovegetativos como náuseas, vômitos, sudorese, palidez e taquicardia.

Quando a tontura é rotatória, costumamos chamá-la de vertigem. O indivíduo pode ter a sensação de que o ambiente em que se encontra está girando ou de que ele próprio é quem gira. De todas, a vertigem posicional, causada pela mudança na posição da cabeça, é a mais comum.

De outra parte, a tontura não rotatória caracteriza-se como sensação de instabilidade, flutuação, oscilações, sensações fugazes de desvanecimento ou de desfalecimento etc.

Quando o labirinto é estimulado ou reage a algum distúrbio do organismo, pode ocorrer o nistagmo, que é o movimento ocular fisiológico de correção do desvio do olhar. Caracteriza-se por uma componente lenta (de origem vestibular) e uma componente rápida (originada na formação reticular), de direção oposta, quando o olho volta para a linha média.

É importante lembrar que o labirinto é muito sensível, e os distúrbios vestibulares podem ser decorrentes de alterações próprias do sistema ou estarem relacionados a alterações alheias a ele, como: alterações metabólicas, vasculares, cervicais, ou seja, por distúrbios sistêmicos, neuromusculares e músculo-esqueléticos.

A otoneurologia estuda a audição e o equilíbrio corporal. A avaliação otoneurológica compreende: a anamnese, exame clínico, testes do equilíbrio estático e dinâmico, avaliação da função auditiva e da função vestibular, exames laboratoriais e por imagens.

Esse estudo permite aos profissionais verificar se há comprometimento auditivo e/ou vestibular; estabelecer a localização da lesão como periférica, central ou mista; determinar se a disfunção é de tipo irritativo ou deficitário; orientar quanto ao prognóstico, tratamento e acompanhamento do paciente.

Em relação à localização, pode-se dizer que a alteração da função auditiva e/ou vestibular será periférica, quando o labirinto e/ou o oitavo par crânico, até a sua entrada no tronco encefálico, estiverem comprometidos; será central, quando a disfunção acometer o nervo vestíbulo-coclear, a partir de sua entrada no tronco encefálico, seus núcleos, vias e inter-relações com outras estruturas do sistema nervoso; será mista, quando a lesão ou disfunção acometer tanto a porção periférica como a central.

A avaliação otoneurológica é indicada quando o paciente apresenta tonturas, desequilíbrio, zumbido, perda auditiva neurossensorial, desvios à marcha, cinetoses, síndromes de tronco encefálico e cerebelo, bem como queixas de mau rendimento escolar e retardo no desenvolvimento motor.

O estudo da função vestibular é parte fundamental da avaliação otoneurológica e só tem valor clínico quando comparado com a *anamnese* e com os outros exames.

Os testes vestibulares podem ser realizados por meio da eletronistagmografia, que registra os movimentos oculares permitindo o estudo do nistagmo e da função vestibular.

Para realizar a eletronistagmografia, o fonoaudiólogo, especializado em vestibulometria, precisa ter conhecimento de anatomofisiopatologia do aparelho vestibular e deve controlar as variáveis envolvidas na avaliação para que a interpretação adequada dos achados seja possível.

Atualmente, os testes vestibulares podem ser realizados através da eletronistagmografia ou da vecto-eletronistagmografia e também por meio de técnicas mais avançadas, como nistagmografia computadorizada, videonistagmografia infravermelha (que não utiliza eletródios), teste de rotação cefálica ou outros que possibilitem uma avaliação mais precisa da fisiologia do sistema vestibular. Infelizmente, em função do alto custo dos equipamentos e também por estarem, até o momento, sendo pesquisados por um número restrito de profissionais, estes procedimentos ainda não fazem parte da rotina clínica dos nossos consultórios. Sendo assim, preferimos discorrer neste capítulo sobre os métodos de avaliação mais utilizados e disponíveis na maioria dos serviços médicos, que são a eletronistagmografia e a vecto-eletronistagmografia.

Eletronistagmografia e Vecto-eletronistagmografia

A eletronistagmografia (ENG) e a vecto-eletronistagmografia (VENG) avaliam a função vestibular por meio da análise do registro dos movimentos oculares observados em diversas provas. A diferença fundamental entre ambas as técnicas é que a ENG permite apenas o registro de movimentos oculares horizontais ou verticais (o equipamento tem apenas um canal de registro), enquanto a VENG (com três canais de registro, ou mais) permite a observação de movimentos oculares horizontais, verticais e oblíquos, sensibilizando a avaliação. Tanto na ENG como na VENG, um dos parâmetros mais importantes é a medida da velocidade angular da componente lenta (VACL) do nistagmo.

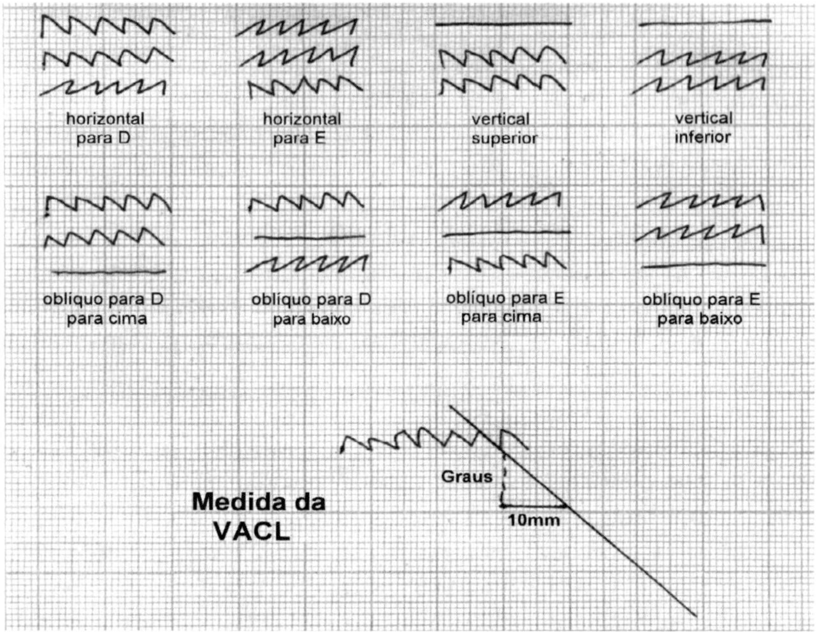

Figura 1 – Direção do nistagmo à VENG e medida da velocidade angular da componente lenta (VACL) à ENG.

Preparação para o Exame

Ao submeter-se a este teste, o paciente deverá ser esclarecido quanto à razão de sua realização e detalhadamente orientado sobre cada passo do exame: como será e o que poderá sentir.

O examinado deverá suspender o fumo, o consumo de bebidas alcoólicas ou com cafeína e evitar o uso de medicamentos (principalmente tranqüilizantes, anticonvulsivantes, narcóticos, anti-histamínicos, antialérgicos e antivertiginosos), com antecedência de 48 a 72 horas. Será orientado para que, no dia do exame, ingira apenas alimentos leves e mantenha jejum de três horas. Não poderá usar maquiagem ou creme hidratante e deverá vir acompanhado, sempre que possível. É ideal, também, que desde a véspera não esteja em situação de fadiga ou estresse.

A sala de exames precisa ter um ambiente tranqüilo, semi-obscuro (para evitar a interferência de estímulos visuais) e, de preferência, com blindagem elétrica para que não ocorram problemas com o equipamento.

Como em qualquer outro tipo de avaliação, a *anamnese* é necessária para completar o conjunto de dados e para nortear o examinador.

As questões básicas devem esclarecer a queixa, detalhando-se os sinais e sintomas auditivos e vestibulares, e investigar antecedentes pessoais e familiares que podem estar associados ao problema.

Provas

Neste exame são analisados diversos movimentos oculares, portanto é importante considerar-se a possível influência, tanto de doenças oculares como da presença de nistagmos latentes, congênitos, espontâneos e semi-espontâneos em todas as provas.

Pesquisa do Nistagmo de Posição ou Posicional

A pesquisa do nistagmo de posição (NP), ou atualmente chamado de posicional, é uma das provas mais importantes do exame vestibular e deve fazer parte da bateria de testes otoneurológicos.

É realizada com olhos abertos, antes da colocação dos eletródios, e consiste na observação da possível presença de nistagmo e/ou vertigem em diferentes posições do corpo. Geralmente são pesquisadas as seguintes posições: decúbito dorsal, decúbito lateral direito e esquerdo, cabeça pendente e sentado. O paciente deverá assumir posições estáticas de cabeça, lentamente e sem aceleração. Deve-se observar em cada posição o aparecimento do nistagmo, acompanhado ou não de vertigem e/ou enjôo. A presença de pelo menos um desses sinais (nistagmo e/ou vertigem) indica uma alteração vestibular.

Quando presente, o nistagmo deverá ser classificado quanto à latência, direção, duração e fatigabilidade. Caso apresente latência, direção fixa, seja paroxístico, com vertigem e fatigável, ele será mais comum nas síndromes periféricas, enquanto, se ele não apresentar latência, surgir com direções distintas ao mudar a posição do corpo, não for paroxístico, não for fatigável e, geralmente, não acompanhado de vertigem, será mais comum em síndromes centrais.

Nistagmo de Posicionamento

Será importante pesquisar-se este tipo de nistagmo quando o paciente relatar presença de vertigem com a mudança da posição da cabeça.

Neste caso, o nistagmo de posicionamento poderá ser avaliado na pesquisa proposta por Dix-Hallpike ou na manobra de Brandt-Daroff. O nistagmo presente em geral será intenso, paroxístico, com direção rotatória vertical para cima, fatigável, com tontura intensa, e duração menor do que um minuto. Na posição sentado a tontura diminui de intensidade e o nistagmo surge na direção contrária à cabeça pendente.

Calibração

Após a colocação dos eletródios (três para a ENG e quatro para a VENG), inicia-se a calibração (CAL) dos movimentos oculares, que é essencial para a medida correta dos parâmetros vestibulares, além de tornar os exames comparáveis entre si.

O paciente será instruído para fixar dois pontos, alternadamente, a uma determinada distância a sua frente, executando com os olhos um desvio ocular de 10º, inicialmente na horizontal e, posteriormente, na vertical. Em geral, ajusta-se a amplitude de registro da pena inscritora para 10 mm (movimentos horizontais) e para 5 mm (movimentos verticais).

O traçado esperado à calibração do olhar deverá ser do tipo retangular repetitivo, definido como regular. Um traçado irregular ou anárquico pode ser encontrado em síndromes centrais.

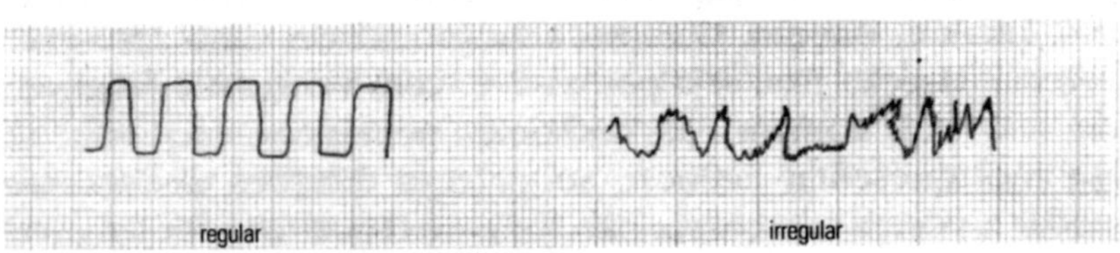

Figura 2 – Exemplos de calibração.

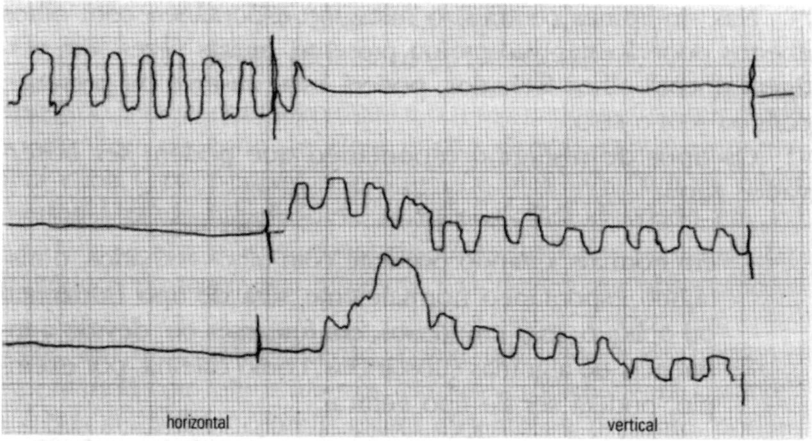

Figura 3 – Traçado mostrando calibração dos movimentos oculares.

A calibração deverá ser refeita antes da realização da pesquisa do nistagmo optocinético, da prova rotatória pendular decrescente e da prova calórica.

Pesquisa do Nistagmo Espontâneo

Nistagmo espontâneo (NE) é o movimento ocular que pode surgir no olhar frontal a um ponto fixo, sendo pesquisado primeiramente com os olhos abertos e, posteriormente, com os olhos fechados.

Em indivíduos normais deverá estar ausente com olhos abertos e poderá estar presente na pesquisa com olhos fechados, com direção horizontal ou oblíqua e medida da velocidade angular da componente lenta (VACL) de até 7°/s.

Nas síndromes vestibulares periféricas em fase aguda (em crise labiríntica) o nistagmo espontâneo com olhos abertos deverá estar presente acompanhado de vertigem e, com olhos fechados, deverá apresentar maior amplitude, devido ao efeito inibidor da fixação ocular (EIFO). Na fase crônica, o nistagmo espontâneo com olhos abertos estará ausente e, com olhos fechados, poderá estar presente ou ausente. Quando presente, se o nistagmo espontâneo com olhos fechados tiver uma VACL maior do que 7°/s, mesmo sendo um dado isolado no exame, indicará uma síndrome irritativa.

Nas síndromes centrais, o nistagmo espontâneo com olhos abertos poderá estar ausente ou presente, muitas vezes sem vertigem e, com olhos fechados, poderá estar ausente ou presente, com ou sem o EIFO.

Os tipos de nistagmo espontâneo que podem ser observados são:

- em normais, quando presente com olhos fechados, o nistagmo espontâneo normalmente será de tipo horizontal ou oblíquo, mas em idosos, em fumantes ou, devido à influência de algumas substâncias, como cafeína, por exemplo, poderá ser de tipo vertical.
- em síndromes periféricas poderá ser horizontal, horizonto-rotatório, vertical ou oblíquo.
- em síndromes centrais poderá aparecer de tipo horizontal, horizonto-rotatório, vertical, oblíquo, alternante, cíclico, retractório, dissociado, monocular, de rebote, de Moritz.

Eventualmente, pode-se observar a presença de um distúrbio da fixação ocular – o nistagmo congênito –, que mostrará um registro de tipo pendular, ciclóide ou pseudovestibular, prejudicando, muitas vezes, a análise do exame.

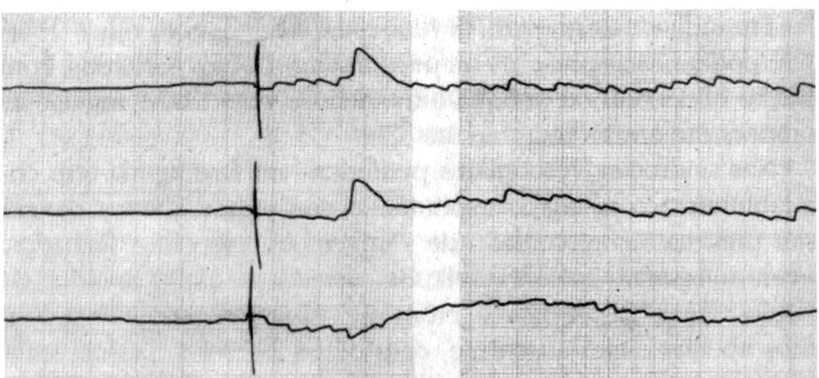

Figura 4 – Registro da pesquisa de Nistagmo Espontâneo.

Pesquisa do Nistagmo Semi-espontâneo ou Direcional

Nistagmo semi-espontâneo (NSE) é o movimento ocular que pode ocorrer com o desvio do olhar para a direita, para a esquerda, para cima e para baixo. A pesquisa é realizada com os olhos abertos e o examinado deve manter o olhar desviado em até 30° durante alguns segundos, em cada uma das posições. Em indivíduos normais, este nistagmo não deverá ser observado.

Nas síndromes periféricas, em fase aguda, poderá estar presente, em uma única direção, como um reforço do nistagmo espontâneo com olhos abertos. Na fase crônica estará ausente.

Nas síndromes centrais estará ausente ou presente, podendo ser uni, bi ou multidirecional.

Apesar de a pesquisa do NSE com olhos fechados não ser muito precisa quanto à colocação exata da posição do olhar, torna-se interessante realizá-la quando houver presença de nistagmo com os olhos abertos, com o intuito de se constatar a presença do EIFO.

Rastreio Pendular

Na prova do rastreio pendular (RP) o paciente será orientado a acompanhar, só com o olhar, um pêndulo que se move à altura de seus olhos. O registro deste movimento ocular poderá apresentar quatro tipos de traçados:

Tipo I: traçado uniforme, sem reentrâncias.
Tipo II: traçado com reentrância unilateral.
Tipo III: traçado com duas ou mais reentrâncias.
Tipo IV: anárquico, não chega a formar uma sinusóide.

Este teste avalia a integridade do sistema oculomotor no controle dos movimentos lentos dos olhos e depende muito da atenção e colaboração do paciente.

Em indivíduos normais, pode-se observar registros de tipo I ou de tipo II. Nas síndromes periféricas também poderá estar presente o rastreio de tipo III. Já em síndromes centrais, será observado qualquer tipo de rastreio, sendo mais freqüentes os de tipo II ou III.

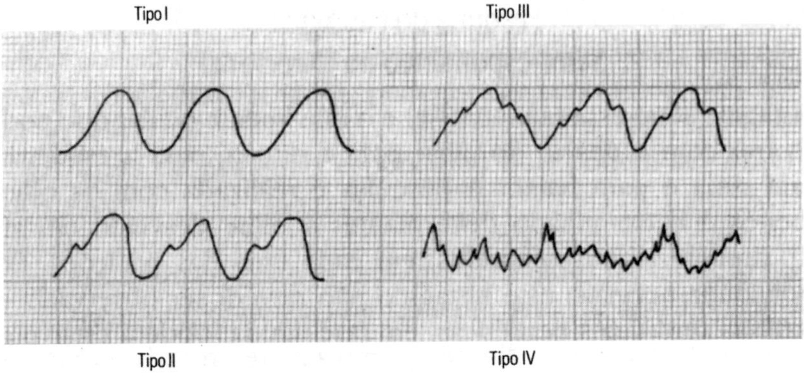

Figura 5 – Tipos de Rastreio Pendular.

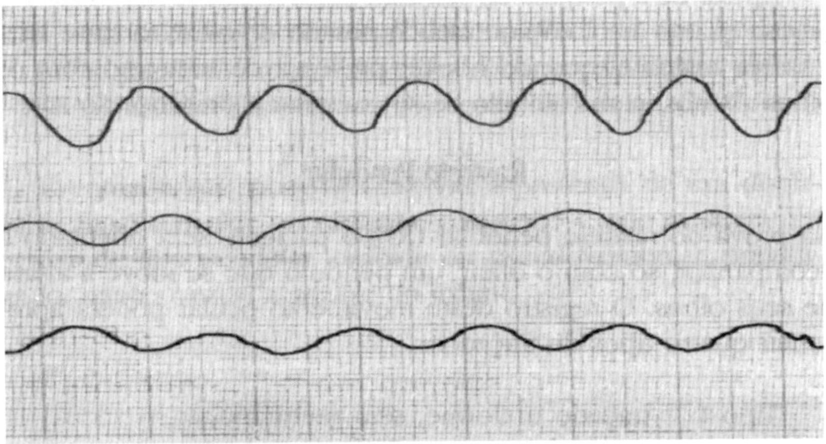

Figura 6 – Registro de Rastreio Pendular de Tipo I.

Pesquisa do Nistagmo Optocinético

Para pesquisar-se o nistagmo optocinético (NO) solicita-se ao paciente que acompanhe, com o olhar, o movimento das tarjas de um tambor raiado em preto-e-branco, girando, à sua frente, primeiramente em sentido horário e, posteriormente, em sentido anti-horário. O nistagmo que aparece para manter na retina a imagem do objeto em movimento apresenta componentes rápidas e lentas bem definidas. Mede-se a VACL de um batimento nistágmico de cada período e calcula-se a preponderância direcional do nistagmo (PDN) pela seguinte fórmula:

$$PDN = \frac{VACL\,(H) - VACL\,(AH)}{VACL\,(H) + VACL\,(AH)} \times 100$$

Em normais, há simetria entre os nistagmos da fase horária e da fase anti-horária, com PDN de até 20%.

Em casos periféricos, o resultado pode ser simétrico, ou assimétrico na presença de nistagmo espontâneo de olhos abertos (paciente em crise), com PDN na mesma direção do nistagmo observado.

Nas alterações centrais podem-se encontrar valores simétricos ou assimétricos e, ao contrário dos casos periféricos, pode ocorrer simetria mesmo na presença de nistagmo espontâneo de olhos abertos.

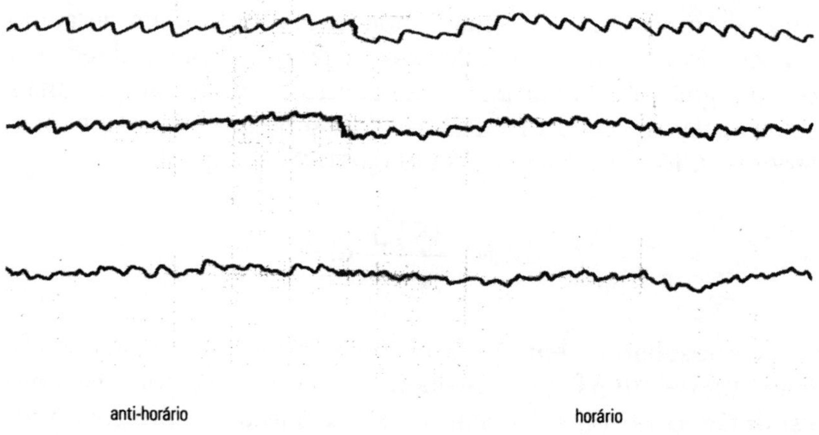

Figura 7 – Registro de Nistagmo Optocinético.

Pesquisa do Nistagmo Per-rotatório (Prova Rotatória Pendular Decrescente – PRPD)

Nesta prova, o paciente fica de olhos fechados, sentado numa cadeira que permite oscilações periódicas decrescentes, alternadamente em sentido horário e anti-horário. Registra-se o nistagmo decorrente da estimulação rotatória da cadeira com o paciente posicionado primeiramente com a cabeça inclinada 30° para a frente, para a estimulação dos canais semicirculares (CSC) laterais – rotação horária provocando nistagmos para a direita e rotação anti-horária provocando nistagmos para a esquerda. Em seguida, a cabeça do paciente deve ser posicionada 60° para trás e 45° para a direita, para a estimulação do CSC superior direito (rotação horária) e posterior esquerdo (rotação anti-horária). E, por último, com a cabeça inclinada 60° para trás e 45° para a esquerda, para a estimulação do CSC superior esquerdo à rotação horária e posterior direito à rotação anti-horária. É importante também que a cada posição, antes de iniciar-se a rotação da cadeira, verifique-se a presença de nistagmos que poderão aparecer em função da postura assumida pelo paciente (nistagmo pré-rotatório – NPréRot).

Para a avaliação desta prova conta-se o número de batimentos nistágmicos presentes em três semiperíodos de oscilação horária e em três semiperíodos de oscilação anti-horária, ou mede-se a VACL de um nistagmo do sentido horário e a VACL de um nistagmo do sentido anti-horário e calcula-se a preponderância direcional do nistagmo observada pela estimulação de cada par de canais semicirculares: os dois laterais, os dois superiores e os dois posteriores. A fórmula para o cálculo da PDN é a seguinte:

$$PDN = \frac{AH - H}{AH + H} \times 100$$

Os resultados, em casos normais, poderão ser simétricos, com PDN de até 33%, ou assimétricos na presença de nistagmo espontâneo de olhos fechados ou de nistagmo pré-rotatório, sempre com PDN na mesma direção do espontâneo ou do pré-rotatório.

Nas alterações periféricas, os resultados poderão ser simétricos, ou assimétricos na presença de nistagmo espontâneo de olhos fechados ou de nistagmo pré-rotatório, com PDN também indicando maiores respostas na mesma direção do nistagmo observado.

Em casos centrais, os resultados poderão ser: simétricos, mesmo na presença de nistagmo espontâneo, nistagmo semi-espontâneo ou nistagmo pré-rotatório; assimétricos, na presença ou não de nistagmo espontâneo, nistagmo semi-espontâneo ou nistagmo pré-rotatório; assimétrico com PDN para o lado *oposto* do nistagmo observado; arreflexia; ausência de resposta dos canais semicirculares verticais com presença de resposta dos canais semicirculares laterais (sinal precoce de Aubry).

Observações:

1 – Chamamos de recrutamento quando há respostas à PRPD e arreflexia à Prova Calórica e de decrutamento quando há respostas à Prova Calórica e arreflexia à PRPD.

2 – Os nistagmos per-rotatórios provocados pela estimulação dos canais laterais são de tipo horizontal e os decorrentes da estimulação dos canais verticais são de tipo oblíquo.

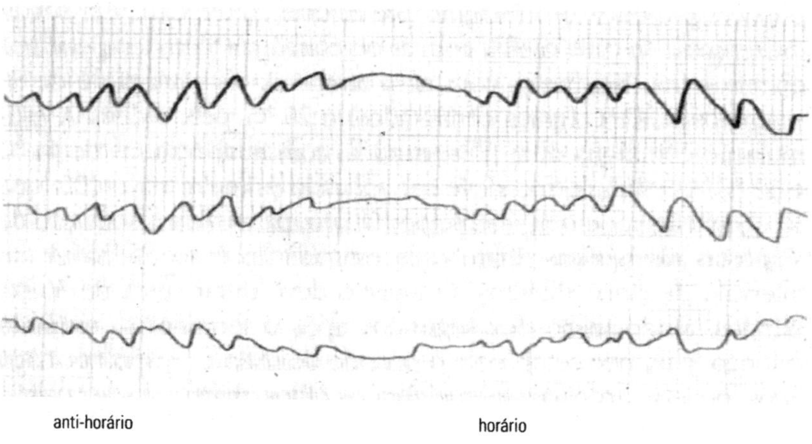

Figura 8 – Registro de PRPD (Canais Laterais).

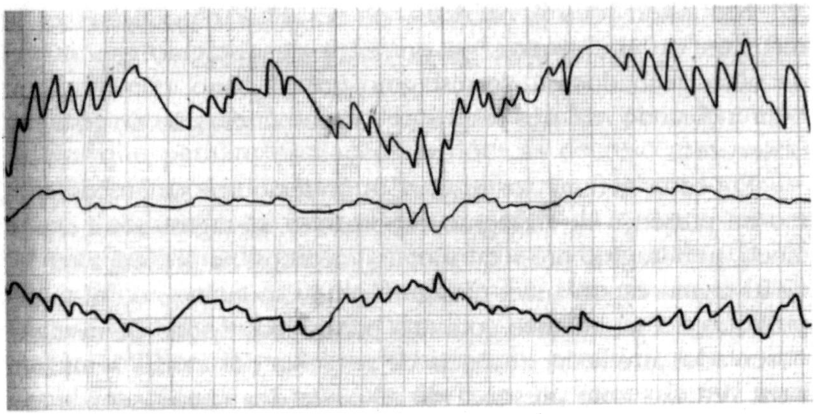

Figura 9 – Registro de PRPD (Canais Verticais).

Pesquisa do Nistagmo Pós-calórico (Prova Calórica – PCal)

Esta prova é extremamente importante por permitir a avaliação de cada orelha em separado.

Na prova calórica, o paciente é posicionado com o tronco inclinado 60° para trás (posição I de Brünnings), com os olhos fechados. Antes de iniciar a estimulação, é aconselhável registrar-se a possível presença de nistagmo pré-calórico (NPréCal). Em seguida, estimula-se cada orelha com ar ou com água, com temperaturas quente e fria. Nos testes com ar, o tempo de estimulação é de 80 segundos, a 42 °C (graus centígrados) e 20 °C, pela ordem. A estimulação com água dura 40 segundos, com temperaturas de 44 °C e 30 °C. O estímulo frio deve ser aplicado primeiro na orelha que recebeu a água ou o ar quente por último, para evitar a somação de respostas nistágmicas. Entre cada estimulação é aconselhável um intervalo de cinco minutos. O registro deve durar cerca de 30 segundos, tendo início dez segundos após o término do estímulo calórico, para que se observe o período de maiores respostas. Logo após, pede-se ao paciente que abra os olhos, mantendo-se o registro por mais algum tempo para observação do efeito inibidor da fixação ocular (EIFO), que é esperado em todas as provas. A ausência do EIFO nas quatro estimulações indica alteração central, ressalvando-se os casos de interferências técnicas, como o lacrimejamento. Anota-se a presença ou não de tontura e, em caso positivo, se esta foi fraca, moderada ou intensa.

A prova quente deve provocar um nistagmo que bate para o mesmo lado que a orelha estimulada, e a prova fria, um nistagmo que bate para o lado oposto. Quando isso não é observado, pede-se ao paciente que incline o tronco para a frente, colocando a cabeça sobre os joelhos (posição IV de Brünnings) e registra-se o nistagmo decorrente desta alteração na postura. Se o nistagmo continuar presente na mesma direção, dizemos que é o registro de um nistagmo latente, mas se houver uma inversão, concluímos que é um nistagmo invertido verdadeiro, o que indica uma alteração central quando ocorre nas quatro provas.

O nistagmo pós-calórico geralmente é horizontal, horizonto-rotatório ou oblíquo. Caso ele seja vertical, é chamado de nistagmo pervertido e também indica lesão central.

Na análise da prova calórica deve-se considerar o tipo e a direção do nistagmo observado, o valor da VACL, a comparação entre os resultados das quatro estimulações e a presença do EIFO.

A VACL normal do nistagmo pós-calórico, em valores absolutos, pode variar entre 3° e 51°/s para a estimulação com água e entre 3° e 36°/s para estimulação a ar. A comparação entre as quatro provas, utilizando-se a fórmula de Jonkees, permite a análise da prova calórica em valores relativos de preponderância direcional do nistagmo (PDN) e de predomínio labiríntico (PL). Geralmente considera-se que há simetria entre as respostas, quando os cálculos mostrarem valores de até 33%. Entretanto, é interessante que cada serviço de atendimento clínico faça um estudo normativo com o seu equipamento, pois podem ocorrer variações importantes, principalmente quanto aos valores absolutos.

Para o cálculo de PL e de PDN, observa-se a maior resposta na prova quente e a maior resposta na prova fria. Caso os valores maiores sejam observados na mesma orelha, dizemos que está ocorrendo um predomínio de labirinto, mas se as maiores respostas forem as de mesma direção, dizemos que está ocorrendo uma preponderância direcional do nistagmo.

A fórmula de Jonkees é exemplificada abaixo:

Exemplo de estimulação com água onde as respostas do labirinto direito foram maiores:

$$PL = \frac{[44^\circ\,(OD) + 30^\circ\,(OD)] - [44^\circ\,(OE) + 30^\circ\,(OE)]}{[44^\circ\,(OD) + 30^\circ\,(OD)] + [44^\circ\,(OE) + 30^\circ\,(OE)]} \times 100$$

Exemplo de estimulação com água em que as respostas com direção para a direita foram maiores:

$$PDN = \frac{[44^\circ\,(OD) + 30^\circ\,(OE)] - [44^\circ\,(OE) + 30^\circ\,(OD)]}{[44^\circ\,(OD) + 30^\circ\,(OE)] + [44^\circ\,(OE) + 30^\circ\,(OD)]} \times 100$$

Se os valores de PDN forem superiores a 33%, mas for observada a presença de nistagmo espontâneo ou de nistagmo pré-calórico com a mesma direção, deve-se realizar a prova gelada (18 °C ou 10 °C para água e 0 °C para ar) para verificar a influência destes nistagmos no resultado da prova calórica. Este procedimento também será realizado quando se observar arreflexia às temperaturas convencionais.

Os resultados da prova calórica, esperados para indivíduos normais, são: nistagmo pós-calórico de tipo horizontal, horizonto-rotatório, ou oblíquo; normorreflexia quanto aos valores de VACL; simetria quanto à PL e PDN; EIFO presente.

A assimetria nos valores de PDN, ocorrendo na presença de nistagmo espontâneo ou de nistagmo pré-calórico de mesma direção, não tem significado clínico, pois este resultado pode indicar apenas a influência desses nistagmos. Nestes casos a estimulação gelada deve ser realizada e apresentará valores simétricos, bem como VACL do nistagmo acima de 9°/s.

Nas alterações periféricas, os resultados podem ser: iguais aos observados nos casos normais; hipo/arreflexia ou hiperreflexia em valores absolutos, indicando respectivamente alterações de tipo deficitário e alterações de tipo irritativo; PDN maior do que 33%, na ausência de NE ou de NPréCal, indicando problema de tipo irritativo; ou PL maior do que 33%, indicando alteração deficitária no lado com menores respostas.

Em casos centrais, a análise dos dados pode mostrar: 1) resultados iguais aos observados nos casos normais e nos casos periféricos; 2) presença de nistagmo invertido; 3) presença de nistagmo pervertido; 4) nistagmo dissociado – a VACL do olho direito é diferente da VACL do olho esquerdo, ou batem em direção oposta; 5) abolição da componente rápida – os olhos ficam bloqueados no canto orbital ou se movem de forma diferente, produzindo o registro de uma ondulação; 6) alterações no ritmo e na morfologia associados à hiper-reflexia; 7) ausência de EIFO; 8) dissociação nistagmo-vertiginosa – respostas intensas com ausência de vertigem; 9) decrutamento.

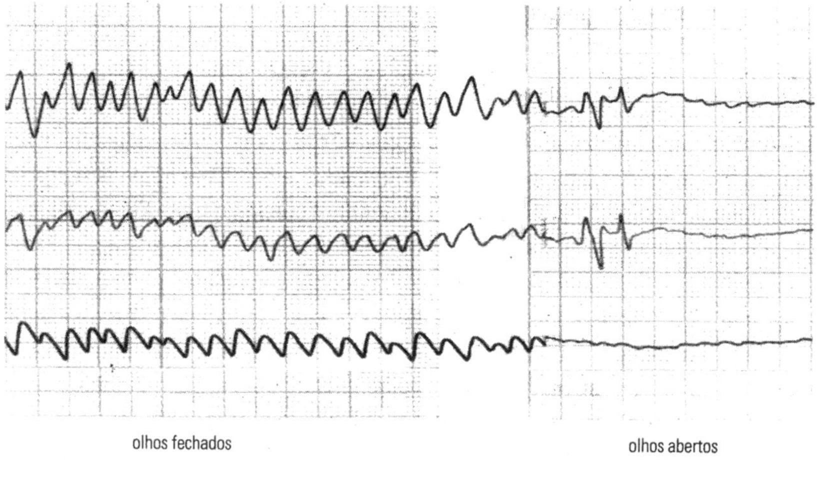

Figura 10 – Nistagmo Pós-calórico (com presença de EIFO)

Pesquisa do Nistagmo Pós-rotatório (Prova de Bárány)

Esta prova é muito estimulante, sendo aplicada apenas quando há suspeita de alteração central. Por necessitar que a cadeira realize rotações de 360°, os eletródios são retirados e a prova não é registrada.

Pesquisa-se o nistagmo pós-rotatório com o paciente adotando três posições diferentes com a cabeça. Em cada posição deve-se girar a cadeira 360º, no sentido horário, até que totalize dez voltas. Pára-se abruptamente a cadeira e observa-se a ocorrência e o tipo de nistagmo produzido pela estimulação rotatória e investiga-se também a presença de vertigem. Em seguida, repete-se o procedimento girando a cadeira em sentido anti-horário. Para cada posição de cabeça é esperado um tipo de resposta. Primeiro, o paciente deve inclinar a cabeça 90º à frente, estimulando os canais laterais – deve-se observar a presença de nistagmo horizontal para a esquerda, quando a cadeira girar em sentido horário, e nistagmo horizontal para a direita, quando a cadeira girar em sentido anti-horário. Em seguida, o paciente posiciona a cabeça 90º para trás para estimular o canal posterior e o canal superior do mesmo lado. Observa-se a presença de nistagmo rotatório anti-horário, quando a cadeira girar em sentido horário e de nistagmo rotatório horário, quando a rotação da cadeira for em sentido anti-horário. Finalmente, o paciente deve inclinar a cabeça 90º lateralmente, também para a estimulação dos canais verticais e, caso a inclinação da cabeça seja para o lado direito, deve-se observar nistagmo vertical superior à estimulação horária (canais superiores predominantemente) e nistagmo vertical inferior à estimulação antihorária (estimulação predominante dos canais posteriores). Espera-se o inverso caso a cabeça seja inclinada para a esquerda.

Os resultados da prova de Bárány obtidos em indivíduos normais são: presença de vertigem e nistagmo na direção esperada, em cada estimulação.

Nos casos periféricos, são esperados os mesmos resultados observados nos casos normais, ou também pode ocorrer de os nistagmos horizontais, rotatórios e verticais estarem diminuídos ou ausentes.

Quando há alterações centrais, os resultados podem ser iguais aos observados nos casos normais e nos casos periféricos, ou ainda pode-se observar a presença do sinal de Eagleton ou Aubry – horizontal presente e rotatório e/ou vertical ausentes.

A seguir, serão apresentados uma tabela e um quadro-resumo com os achados possíveis e mais freqüentes em casos normais, periféricos e em casos centrais. Na seqüência, serão apresentados casos demonstrativos e exercícios. Na tabela, no quadro e também nos exercícios e nos casos, **OA** foi usado para olhos abertos e **OF** para olhos fechados; a presença de vertigem na PCal foi anota-

Provas	Normal	Periférico	Central
Nistagmo de Posição	– ausente.	– ausente. – presente (em geral paroxístico, fatigável, com latência e com vertigem). – apenas vertigem ou náusea.	– ausente. – presente (em geral não-paroxístico, não-fatigável, sem latência e sem vertigem).
Calibração	– regular.	– regular.	– regular ou irregular.
Nistagmo Espontâneo (olhos abertos)	– ausente.	– ausente ou presente, quando em crise.	– ausente ou presente.
Nistagmo Espontâneo (olhos fechados)	– ausente ou presente com VACL de até 7°/s.	– ausente ou presente, sempre com EIFO.	– ausente ou presente, com EIFO ou não.
Nistagmo Semi-Espontâneo (OA)	– ausente.	– ausente ou, quando em crise, unidirecional como reforço do NE.	– ausente ou presente (multi, bi ou unidirecional).
Rastreio Pendular	– tipo I ou II.	– tipo I, II ou III.	– tipo I, II, III ou IV.
Nistagmo Optocinético	– simétrico (PDN até 20%).	– simétrico ou, quando em crise, assimétrico por influência do NE/OA.	– simétrico, mesmo na presença de NE/OA, ou assimétrico.
Nistagmo Per-rotatório (PRPD)	– simétrico (PDN até 33%), ou assimétrico por influência de NE/OF ou NPréRot.	– simétrico. – assimétrico (influência de NE/OF ou NPréRot). – arreflexia.	– simétrico; – assimétrico; – simétrico mesmo na presença de NE/OF e/ou NPréRot ou com PDN para o lado oposto do NE/OF ou NPréRot. – arreflexia.
Nistagmo Pós-calórico (Prova Calórica)	– normorreflexia em valores absolutos. – PL e PDN simétricas (até 33%). – PDN pode ser assimétrica na presença de NE/OF ou NPréCal. – presença de EIFO. – nistagmo horizontal, horizonto-rotatório ou oblíquo, com direção igual à da orelha estimulada nas provas quentes e com direção contrária à da orelha estimulada nas provas frias.	– valores absolutos: normorreflexia, hipo ou arreflexia (alteração deficitária), hiper-reflexia (alteração irritativa). – PL: simetria ou assimetria, indicando alteração deficitária no lado de menor resposta. – PDN: simetria ou assimetria, indicando alteração irritativa. – presença de EIFO. – tipo: os mesmos dos normais.	– valores absolutos: normo, hipo, hiper ou arreflexia. – PL e PDN: simetria ou assimetria. – EIFO presente ou ausente. – tipo: horizontal, horizonto-rotatório, oblíquo, invertido, pervertido, dissociado, com abolição da componente rápida, com alterações de ritmo e morfologia. – dissociação nistagmo-vertiginosa. – decrutamento.
Nistagmo Pós-rotatório	– horizontais, rotatórios e verticais presentes e com vertigem (com ou sem náusea).	– como nos normais, ou com respostas ausentes ou diminuídas.	– como nos periféricos, ou com presença dos horizontais e ausência dos rotatórios e/ou verticais.

da da seguinte forma: (+) para vertigem leve, (++) para vertigem moderada e (+++) para vertigem intensa. Anti-horário e horário foram grafados respectivamente **AH** e **H**; para a orelha direita usou-se **OD** e para a orelha esquerda **OE**, bem como **D** para direita ou direito e **E** para esquerda ou esquerdo. Quanto aos canais semicirculares, usou-se **Lat.** para laterais, **Post.** para posteriores, e **Sup.** para superiores.

Resumo dos achados

Na análise dos resultados, deve-se sempre considerar a possível influência de nistagmo espontâneo, nistagmo pré-rotatório, nistagmo pré-calórico e de problemas oculares.

Normais: nos casos normais não há sinais de alteração.

Periféricos: consideramos como um problema periférico quando encontramos um ou mais dos sinais descritos abaixo e não observamos qualquer sinal central.

Sinais que podem ser observados:

- Nistagmo de Posição: presença de nistagmo e/ou vertigem/náusea.
- Nistagmo Espontâneo: presente de olhos fechados, com VACL maior do que 7°/s e presente, de olhos abertos, quando o paciente estiver em crise.
- Prova Calórica: presença de hiper, hipo ou arreflexia, ou PL ou PDN maior do que 33%.

Centrais: nas alterações centrais, a riqueza de sinais é freqüente. Alguns são fortemente indicativos de lesão central (marcados com*), outros são apenas sugestivos e, portanto, devem ser analisados com critério e sempre com todos os outros dados obtidos.

Sinais que podem ser observados:

- NP sem latência, não-paroxístico, não-fatigável e sem vertigem.

- * Calibração irregular.
- * Nistagmo espontâneo ou nistagmo semi-espontâneo de OA.
- Rastreio pendular tipo III ou *tipo IV.
- Nistagmo optocinético assimétrico na ausência de nistagmo espontâneo ou semi-espontâneo de olhos abertos.
- Prova Rotatória Pendular Decrescente com PDN maior do que 33% na direção contrária à direção do NE ou do NPréRot.; *abolição do oblíquo induzido na presença dos horizontais.
- Prova calórica apresentando: *nistagmo invertido; *nistagmo pervertido; *nistagmo dissociado; *nistagmo com abolição da componente rápida; nistagmos com alterações de ritmo e de morfologia; dissociação nistagmo-vertiginosa; decrutamento.
- Prova de Bárány apresentando *sinal de Eagleton ou Aubry.
- *Ausência do efeito inibidor da fixação ocular em provas onde é possível comparar-se olhos abertos com olhos fechados.

Apresentação de casos

Caso 1: L.T.G., 25 anos, sexo feminino, estudante, branca.

Queixa: refere que em viagem para o litoral sentiu uma tontura leve, acompanhada de sensação de pressão na orelha esquerda. Nega queixas auditivas. Anteriormente havia sentido dor de ouvido ao viajar de avião. Quando criança teve dois episódios de otite média.

Exame ORL: essencialmente normal.

Exame audiológico: audiometria tonal e vocal normais; medidas da imitância acústica com curva timpanométrica de tipo A à direita e de tipo C à esquerda, com reflexos acústicos presentes.

Exame vestibular: NP ausente; CAL regular; NE de OA ausente e de OF presente, de tipo horizontal para a direita com VACL de 2°/s; NSE ausente; RP de tipo I; NO simétrico (AH 7°/s e H 6°/s).

PRPD		AH	H	PDN (%)
	Lat.	7	8	7% à D
	Post.	10	12	9% à D
	Sup.	12	14	8% à D

PCal			
	D 25°/s (+)	D 19°/s (+)	
	44°C	30°C	PDN = 9% à D
	E 20°/s (+)	E 22°/s (++)	

Conclusão do exame: Exame Vestibular Normal.

Diagnóstico: Vertigem decorrente de quadro de disfunção tubária.

Caso 2: E.L., 33 anos, sexo feminino, psicóloga, branca.

Queixa: pressão na orelha direita há vários anos. No passado, desequilíbrio e vertigens ocasionais. Atualmente está com zumbido na orelha direita e tonturas posturais pela manhã.

Exame ORL: essencialmente normal.

Exame audiológico: audiometria indicando disacusia neurossensorial em agudos, bilateralmente; testes logoaudiométricos normais.

Exame vestibular: NP com presença de vertigem em decúbito lateral direito; CAL regular; NE de OA e de OF ausentes; NSE ausente; RP de tipo II; NO simétrico (AH 7°/s e H 9°/s).

PRPD		AH	H	PDN (%)
	Lat.	4	5	11% à D
	Post.	10	9	5% à E
	Sup.	13	11	8% à E

PCal		
	D 1°/s (–)	D 2°/s (–)
	44°C	30°C
	E 10°/s (+)	E 15°/s (+)

Obs.: hiporreflexia em valor absoluto a 44°C e a 30°C, na orelha direita.

Conclusão do exame: Síndrome Vestibular Periférica Deficitária à D.

Exames subsidiários: curva glicêmica de cinco horas, indicando hipoglicemia funcional na 4ª e na 5ª hora.

Diagnóstico: Labirintopatia metabólica (hipoglicemia funcional).

Caso 3: S.M.A., 29 anos, sexo masculino, comerciante, branco.

Queixa: sensação de flutuação freqüente, há seis meses. Nessas ocasiões necessita apoiar-se para não cair. Às vezes, sente que tudo passa a girar em torno de si, sem causa aparente.

Exame ORL e exame audiológico: essencialmente normais.

Exame vestibular: NP com presença de nistagmo horizontal para a direita, paroxístico, com latência, fatigável, com vertigem, na posição sentado; CAL regular; NE de OA ausente e de OF presente, horizontal para a direita com VACL de 4°/s; NSE ausente; RP de tipo II, NO simétrico (AH 6°/s e H 8°/s).

PRPD		AH	H	PDN (%)
	Lat.	7	7	0%
	Post.	10	12	9% à D
	Sup.	13	16	10% à D

PCal			
	D 6°/s (–)	D 10°/s (+)	
	44°C	30°C	PL = 48% à E
	E 15°/s (+)	E 30°/s (++)	

Conclusão do exame: Síndrome Vestibular Periférica Deficitária à D.

Diagnóstico: Neuronite vestibular.

Caso 4: N.P., 40 anos, sexo feminino, escriturária, negra.

Queixa: há um mês sente vertigem, que passa rapidamente, quando estende roupa no varal ou pega objetos na parte de cima do armário.

Exame audiológico: normal.

Exame ORL: pesquisa do Nistagmo de Posicionamento realizada com a manobra proposta por Dix-Hallpike indicou comprometimento dos canais semicirculares posteriores.

Exame vestibular: NP apresentando apenas vertigem na posição cabeça pendente; CAL regular; NE de OA ausente e de OF presente, horizontal para a esquerda com VACL de 3°/s; NSE ausente; RP de tipo II, NO simétrico (AH 7°/s e H 8°/s).

PRPD		AH	H	PDN (%)
	Lat.	11	11	0%
	Post.	9	11	10% à D
	Sup.	13	10	13% à E

PCal			
	D 25°/s (+)	D 30°/s (++)	
	44 °C	30 °C	PDN = 9% à E
	E 30°/s (++)	E 25°/s (++)	

Conclusão do exame: Síndrome Vestibular Periférica Irritativa.
Diagnóstico: Vertigem Postural Paroxística Benigna.

Exercícios – Prova Calórica

1 – Analise os dados abaixo considerando que as outras provas encontram-se dentro dos padrões normais. Assinale se a Pcal apresenta normorreflexia, hiper-reflexia, hiporreflexia ou arreflexia em valores absolutos. Verifique se está ocorrendo PL ou PDN e calcule seus valores. Conclua se o caso indica: Exame Vestibular Normal, Síndrome Vestibular Periférica ou Central, Deficitária ou Irritativa, à direita, à esquerda ou bilateral (é possível determinar o lado?).

a) NE: ausente

N pré-calórico: ausente

		Valores abs.:	
D 15	D 25		( ) normo
44 °C	30 °C		( ) hiper
E 20	E 30		( ) hipo
			( ) arreflexia

Valores relativos: PL = PDN =

Conclusão: ______________________________

b) NE: ausente — N pré-calórico: ausente

D 15	D 20	Valores abs.:	( ) normo
44 °C	30 °C		( ) hiper
E 10	E 25		( ) hipo
			( ) arreflexia

Valores relativos: PL = PDN =

Conclusão: ______________________________

c) NE: ausente — N pré-calórico: ausente

D 40	D 55	Valores abs.:	( ) normo
44 °C	30 °C		( ) hiper
E 30	E 35		( ) hipo
			( ) arreflexia

Valores relativos: PL = PDN =

Conclusão: ______________________________

d) NE: ausente — N pré-calórico: ausente

D 2	D 5	Valores abs.:	( ) normo
44 °C	30 °C		( ) hiper
E 1	E 6		( ) hipo
			( ) arreflexia

Valores relativos: PL = PDN =

Conclusão: ______________________________

e) NE: ausente — N pré-calórico: ausente

D 10	D 40	Valores abs.:	( ) normo
44 °C	30 °C		( ) hiper
E 30	E 20		( ) hipo
			( ) arreflexia

Valores relativos: PL = PDN =

Conclusão: ______________________________

f) NE: ausente N pré-calórico: presente, horiz. p/ E = 4º/s

D 35	D 40	Valores abs.:	( ) normo
44 °C	30 °C		( ) hiper
E 15	E 20		( ) hipo
			( ) arreflexia

Valores relativos: PL = PDN =

Conclusão: ______________________________

g) NE: ausente N pré-calórico: ausente

D 0	D 10	Valores abs.:	( ) normo
44 °C	30 °C		( ) hiper
D 0	E 15		( ) hipo
18 °C	D 0		( ) arreflexia

Valores relativos: PL = PDN =

Conclusão: ______________________________

Exercícios – Exame Vestibular com Casos Clínicos

1 – Analise os dados abaixo, realize os cálculos referentes à prova optocinética, à PRPD e à prova calórica; coloque as observações que se fizerem necessárias e a conclusão do exame.

a) Dados: NP apresentando apenas vertigem em decúbito lateral direito; CAL regular; NE de OA ausente e de OF presente, horizontal para a direita, com VACL de 2°/s; NSE ausente; RP de tipo I.

NO: AH 5º/s e H 6º/s PDN = ______

PRPD		AH	H	PDN (%)
	Lat.	20	23	______
	Post	18	20	______
	Sup	19	17	______

PCal	D 16°/s (+)	D 22°/s (++)	PDN = _____
	44 °C	30 °C	
	E 2°/s (–)	E 3°/s (–)	PL = _______
	EIFO: presente		

OBS.: ____
Conclusão: ____

b) Dados: NP apresentando nistagmo rotatório horário, com vertigem, com latência, paroxístico e fatigável; CAL regular; NE de OA ausente e de OF presente, oblíquo para a esquerda e para cima, com VACL de 8°/s; NSE ausente; RP de tipo II.

NO: AH 5°/s e H 7°/s – PDN = _____

PRPD		AH	H	PDN (%)
	Lat.	10	12	_______
	Post	13	15	_______
	Sup	12	13	_______

PCal	D 19°/s (+)	D 30°/s (++)	PDN = _____
	44 °C	30 °C	
	E 22°/s (++)	E 10°/s (+)	PL = _____
	EIFO: presente		

OBS.: ____
Conclusão: ____

c) Dados: NP ausente; CAL regular; NE de OA ausente e de OF presente, horizontal para a esquerda, com VACL de 2º/s; NSE com nistagmo horizontal para a direita no olhar para a direita e nistagmo rotatório horário no olhar para cima; RP de tipo II.

NO: AH 7º/s e H 8º/s – PDN = _____

PRPD		AH	H	PDN (%)
	Lat.	16	18	_______
	Post	20	19	_______
	Sup	22	20	_______

PCal	D 25°/s (++)	D 12°/s (+)	PDN = ______
	44 °C	30 °C	
	E 10°/s	E 28°/s (++)	PL = ______
	EIFO: presente		

OBS.: ____

Conclusão: ____

2 – Considerando a conclusão do exame e os resultados já fornecidos, complete as demais provas do exame vestibular.

a) Dados:

NP: ______________ Calibração: ______

NE de OA: ________ NE de OF: ausente

NSE: ______________ RP: ____________

NO: AH 9°/s e H 10°/s

PRPD		AH	H	PDN (%)
	Lat.	10	—	_____ à D
	Post	—	12	_____ à E
	Sup	13	—	_____ à D
PCal	D 17°/s (+)		D 22°/s (+)	
	44 °C		30 °C	
	E 19°/s (+)		E 27°/s (++)	
	EIFO: presente			

Conclusão: Síndrome Vestibular Periférica Irritativa.

b) Dados:

NP: ausente Calibração: regular

NE de OA: ausente NE de OF: ← 1°/s

NSE: ______________ RP: ____________

NO: AH 5°/s e H 7°/s

PRPD		AH	H	PDN (%)
	Lat.	16	16	_______
	Post	18	20	_______
	Sup	20	18	_______

PCal	D 20°/s (+)	D ____ °/s (+++)
	44 °C	30 °C
	E 55°/s (+++)	E 49°/s (++)
	EIFO: ________	

OBS.: ____

Conclusão: Síndrome Vestibular Periférica Irritativa Bilateral.

c) Dados:

NP: ausente — Calibração: regular

NE de OA: ausente — NE de OF: ausente

NSE: ____________ — RP: tipo III

NO: AH 8°/s e H 10°/s

PRPD		AH	H	PDN (%)
	Lat.	10	12	_______
	Post	16	13	_______
	Sup	15	14	_______

PCal	D ___°/s (–)	D 7°/s (+)
	44 °C	30 °C
	E ___°/s (–)	E 6°/s (+)
	EIFO: presente	

OBS.: ____

Conclusão: Síndrome Vestibular Central Deficitária Bilateral.

Gabarito

Exercícios – Prova Calórica

1.a. Valores absolutos: normorreflexia em todas as provas. Valores relativos: a maior resposta, tanto na prova quente como na prova fria, foi da orelha esquerda, portanto observa-se PL.

$$PL = \frac{(20+30)-(15+25)}{20+30+15+25} \times 100 = \frac{50-40}{90} \times 100 = \frac{1000}{90} = 11\% \text{ à E.}$$

PL = 11% à esquerda → simétrica.

Conclusão: PCal dentro dos padrões normais. Se as demais provas não indicam alteração tem-se um Exame Vestibular Normal.

1.b. Valores absolutos: normorreflexia em todas as provas. Valores relativos: a análise das provas quentes e das frias mostra que, em ambas as temperaturas, a maior resposta ocorreu quando o nistagmo pós-calórico apresentava direção para a direita; assim, identifica-se PDN para a direita.

$$PDN = \frac{(15+25)-(10+20)}{15+25+10+20} \times 100 = \frac{40-30}{70} \times 100 = \frac{1000}{70} = 14\% \text{ à D.}$$

PDN = 14% à direita → simétrica.

Conclusão: dados compatíveis com um Exame Vestibular Normal.

1.c. Valores absolutos: hiperreflexia a 30 °C na OD (55°/s). Valores relativos: quando há alteração das respostas em valores absolutos (fora dos padrões de normalidade), pode-se optar por não se aplicar a fórmula de Jonkees para o cálculo de PL e de PDN.

Conclusão: Síndrome Vestibular Periférica Irritativa à D.

1.d. Valores absolutos: hiporreflexia a 44 °C à D (2°/s) e à E (1°/s).

Valores relativos: não é necessário aplicar-se a fórmula de Jonkees (veja exercício 3).

Conclusão: Síndrome Vestibular Periférica Deficitária Bilateral.

1.e. Valores absolutos: normais em todas as provas.
Valores relativos: PDN = 40% à esquerda → assimetria. Como a maior resposta na prova quente foi a da OE e a maior resposta na prova fria foi a da OD, não é possível determinar o lado da alteração.

Conclusão: Síndrome Vestibular Periférica Irritativa.

1.f. Valores absolutos: normorreflexia em todas as provas.
Valores relativos: PL = 36% à direita → assimetria.
Neste caso, percebe-se que as respostas do lado esquerdo são bem menores do que as respostas do lado direito; portanto, um lado está hiporreflexo em relação ao outro.

Conclusão: Síndrome Vestibular Periférica Deficitária à E.

1.g. Valores absolutos: arreflexia para as três estimulações calóricas na OD (VACL= 0°/s a 44 °C, 30 °C e 18 °C).
Valores relativos: neste caso também não é necessário o cálculo de PL e de PDN.

Conclusão: Síndrome Vestibular Periférica Deficitária à D.

Gabarito

Exercícios do Exame Vestibular com Casos Clínicos

1.a. Nistagmo Optocinético: PDN = 9% (simétrico).
PRDP – canais laterais – PDN = 7% à D (simétrica)
– canais posteriores – PDN = 5% à D (simétrica)
– canais superiores – PDN = 5% à E (simétrica)

Prova calórica: hiporreflexia em valor absoluto a 44 °C na orelha esquerda (2°/s).

Conclusão: Síndrome Vestibular Periférica Deficitária à E, pela hiporreflexia observada na prova calórica.

1.b. Nistagmo Optocinético: PDN = 17% (simétrico).
PRDP – canais laterais – PDN = 9% à D (simétrica)
– canais posteriores – PDN = 7% à D (simétrica)
– canais superiores – PDN = 4% à D (simétrica)

Prova calórica: PDN = 28% à esquerda (simétrica).

Conclusão: Síndrome Vestibular Periférica Irritativa, pela presença de nistagmo à pesquisa do NP e presença de NE de OF com VACL maior do que 7°/s.

1.c. Nistagmo Optocinético: PDN = 7% (6,6%) (simétrico).
PRPD – canais laterais – PDN = 6% à D (simétrica)
– canais posteriores – PDN = 3% à E (simétrica)
– canais superiores – PDN = 5% à E (simétrica)

Prova calórica: PDN = 41% à direita (assimétrica).

Conclusão: Síndrome Vestibular Central Irritativa, pela presença de NSE bidirecional e PCal apresentando PDN maior do que 33%.

2.a. Neste caso, os resultados esperados são:

NP: espera-se a presença de nistagmo e/ou vertigem em pelo menos uma das posições pesquisadas. O nistagmo poderá ter como características: apresentar latência, ser unidirecional, paroxístico, fatigável e acompanhado por vertigem, pois este é o tipo mais comum nas síndromes periféricas.

CAL: regular; NE de OA: ausente; RP: de tipo I ou II; NSE: ausente; NO: simétrico (PDN = 5%).

PRPD: a somatória dos nistagmos deverá ser → nos canais laterais, no sentido H, maior do que 10; nos canais posteriores, no sentido AH, maior do que 12; e nos canais superiores, em sentido H maior do que 13. PDN de até 33% (simétrica) em todos os casos.

PCal: PL = 8% à esquerda.

Comentários: a PCal não apresentou assimetria ou hiper-reflexia e o NE de OF está ausente; assim, o único dado que indicaria uma Síndrome Vestibular Periférica Irritativa (sem localizar o lado lesado) seria a presença de nistagmo e/ou vertigem na pesquisa do NP.

2.b. Neste caso, os resultados esperados são:

NSE de OA: ausente; RP de tipo I ou II; NO simétrico (PDN = 17%).

PRPD: nos canais laterais a PDN é de 0%, nos posteriores é de 5% à D e nos superiores é de 5% à E – simétrica para todos os canais.

PCal: para caracterizar um problema irritativo bilateral espera-se hiper-reflexia (VACL maior do que 51°/s) também a 30 °C, na OD.

Obs.: hiper-reflexia em valores absolutos a 44 °C – OE (55°/s) e a 30 °C – OD (> 51°/s).

2.c. Neste caso, os resultados esperados são:

NSE: deverá estar presente para poder indicar um sinal central e poderá ser uni, bi ou multidirecional.

NO: simétrico, com PDN = 11%.
PRPD – canais laterais – PDN = 9% à D (simétrica)
– canais posteriores – PDN = 10% à E (simétrica)
– canais superiores – PDN = 3% à E (simétrica)

PCal: nistagmo pós-calórico com VACL menor do que 3°/s, a 44 °C, tanto na orelha direita quanto na orelha esquerda.

Obs.: hiporreflexia em valores absolutos na prova calórica a 44 °C na OD (< 3°/s) e na OE (< 3°/s).

Comentários: como a conclusão do exame é Síndrome Vestibular Central *Deficitária Bilateral*, deverá estar presente um sinal deficitário que, neste caso, só poderia ser a hiporreflexia na prova calórica.

Apêndice 1

Indicando um Aparelho de Amplificação Sonora

O que é o AAS?
Capta o som no ambiente, aumentando sua intensidade, e o envia à orelha do usuário.

Componentes
Microfone: Capta o som e o transforma em onda elétrica.
Amplificador: Amplifica a onda recebida.
Receptor: Transforma a onda elétrica em onda sonora.
Bateria: Fornece energia ao sistema.

Controles Externos
Volume
Chave de Liga/Desliga
Telefone (t) bobina de indução
Entrada direta de áudio

Controles Internos
Para o ganho acústico, a saída máxima, compressão/AGC, tonalidade

Tipos:

a) Pela posição de adaptação:
- Haste de óculos
- Retroauricular
- Intra-aural
    - Intra-auricular
    - Intracanal
    - Peritimpânico

b) Pela tecnologia empregada

- Analógico
- Digitalmente programável
- Totalmente digital

Pré-requisitos para a seleção dos AAS

1) Avaliações

– Otorrinolaringológica

– Avaliação Audiológica

VA,VO, logoaudiometria, imitância acústica

Pesquisa de confortabilidade e do limiar de desconforto para a fala.

2) Candidato ao uso

Qualquer indivíduo que apresente dificuldade de comunicação decorrente de uma perda auditiva.

3) Fatores a relevar no início da seleção

– achados audiométricos (grau da perda auditiva e configuração);

– aceitação da perda auditiva;

– motivação ao uso, preocupações estéticas e financeiras;

– as necessidades de comunicação.

4) Adaptação *Monoaural* x *Binaural*

Depende das respostas às questões acima em termos dos achados na avaliação e na pré-seleção.

Quando realizar adaptação binaural: preferencialmente em crianças, observar se há restrições médicas (perfuração timpânica ou outros achados).

Quando realizar adaptação monoaural:

– em casos específicos de restrição ou questões financeiras;

– escolher a orelha com melhor índice de reconhecimento de fala;

– a orelha com maior campo dinâmico;

– ou naquela orelha que o paciente prefere. Quando as orelhas forem similares e as respostas obtidas durante a fase de testes não demonstrarem diferença significativa.

Passos básicos no processo de seleção, teste e adaptação

1º Passo

Avaliar os resultados da avaliação audiológica; informar ao futuro usuário e aos responsáveis todas as questões envolvidas: mono ou binaural, tipo de aparelho, condições de uso e manutenção etc.; realização do pré-molde.

2º Passo

Escolha dos modelos a serem avaliados, pelo menos três diferentes, principalmente quando for analógico. Essa escolha pode se dar por meio de mecanismos objetivos, utilizando fórmulas para a prescrição das características eletroacústicas.

3º Passo

Teste com aparelhos de modelos variados ou diferentes possibilidades de ajustes das características eletroacústicas. Testar em situações como: ganho de inserção, ganho funcional, percepção da fala e teste domiciliar.

4º Passo

Após a escolha definitiva, inicia-se o processo de adaptação com orientações quanto à manipulação do aparelho, cuidados em geral com o aparelho e molde, formas de manutenção técnica e orientação para situações do dia-a-dia.

5º Passo

Seguimento do processo de orientação por um período de tempo maior, principalmente em crianças. Encaminhamentos à escola e reabilitação fonoaudiológica.

APÊNDICE **2**

INDICANDO UMA AVALIAÇÃO DE PROCESSAMENTO AUDITIVO

Definições gerais

Apesar de tantos testes objetivos – tais como a eletrofisiologia das respostas de latência média e tardia, como o P300, e o mapeamento da atividade elétrica cerebral –, os testes comportamentais têm sua importância não só devido ao seu auxílio no diagnóstico dos distúrbios centrais, mas como uma avaliação inicial de menor custo e maior acessibilidade.

Quais as causas para os distúrbios centrais?

Doenças degenerativas, alterações bioquímicas, prejuízos neurológicos mínimos, alteração coclear, problemas de orelha média, PAIR, drogas ototóxicas, presbiacusia, questões ligadas ao desenvolvimento.

> *Distúrbio do PA: é um déficit no processamento da informação que é específico da modalidade auditiva. Deve estar associado com: dificuldades de aprendizagem, entendimento de fala, desenvolvimento da linguagem e aprendizado.*

Por que avaliar?

- para auxiliar no diagnóstico das alterações de processamento auditivo, além de descrever o déficit/desempenho auditivo funcional;

- monitoramento das condições neurológicas e auditivas dos pacientes em casos de avaliação pré- e pós-cirúrgica;
- avaliação das habilidades auditivas centrais em pacientes com patologias centrais;
- monitoramento dos pacientes durante o processo de reabilitação fonoaudiológica;
- em crianças, em especial, na detecção de distúrbios de aprendizagem.

Pré-requisitos para a avaliação

Conhecimento do audiologista quanto:

- às questões anatômicas e fisiológicas do sistema auditivo periférico e central;
- às possíveis patologias associadas;
- às teorias sobre percepção da fala;
- aos distúrbios de aprendizagem e desenvolvimento da linguagem;
- aos testes disponíveis.

Etapas para o diagnóstico dos DPA:

1) anamnese: zumbido, dificuldade em ouvir com ruído de fundo, alucinações auditivas, localização sonora, dificuldade em seguir ordens verbais etc.;
2) observação do comportamento auditivo sistematizado ou não;
3) avaliação auditiva periférica;
4) avaliação por meio de medidas comportamentais ou psicoacústicas:
   - processamento temporal: ordenação, resolução, integração, discriminação
   - localização e lateralização
   - fala monoaural de baixa redundância
   - estímulos dicóticos
   - interação binaural: MLD

   (a bateria de testes deve incluir aqueles que avaliam o tronco encefálico e a relação inter-hemisférica e cortical);

Estima-se que quatro ou cinco testes sejam suficientes, sendo um em cada modalidade.

5) testes eletrofisiológicos;
6) avaliação de linguagem.

Para o diagnóstico diferencial é necessário:

a) dissociar problemas auditivos de problemas não-auditivos e de outras modalidades sensoriais;
b) usar também testes não-verbais;
c) empregar testes que não dependam exclusivamente da memória e exijam menores demandas cognitivas;
d) ter em mente que o uso destes testes em adultos serve para localizar a lesão, e em crianças serve para diagnosticar uma disfunção relacionada com um atraso no desenvolvimento do sistema auditivo ou com envolvimento neurológico.

Variáveis que Influenciam os Testes

1) Variáveis da aplicação
   Usar um conjunto de testes. Para isso necessita-se de:
   - dados normativos das populações;
   - calibração adequada do equipamento;
   - uso de materiais gravados, de preferência em CD;
   - ambiente acústico adequado.

2) Variáveis do paciente
   Escolha da bateria de testes de acordo com:
   - a *presença de perda auditiva* (neste caso, os testes de dígitos, o dicótico de sentenças e o padrão de duração auditiva parecem ser menos afetados pela presença da perda auditiva);
   - a *idade do paciente*
     - padrão de normalidade até 12-14 anos
     - padrão adulto de 12-14 a 60 anos
     - acima de 60 anos;
   - o *nível cognitivo e o conhecimento lingüístico.*

ACHADOS DOS TESTES EM PATOLOGIAS AUDITIVAS CENTRAIS

1) *Nas lesões de tronco encefálico*

- os testes mais sensíveis são: PAETE (potencial auditivo evocado do tronco encefálico), MLD, fusão binaural, fala alternada, SSI ipsilateral;
- testes para avaliar tronco encefálico e regiões corticais: fala filtrada, dicótico de dígitos, fala comprimida, localização sonora e o SSW;
- também podendo-se associar a função da PI e o reflexo acústico.

2) *Lateralidade e lesões de tronco encefálico*

- o PAETE apresenta alteração na orelha ipsilateral à lesão;
- para os testes comportamentais encontramos lesão ipsi, contra e bilateral à lesão, sendo geralmente afetada a orelha contralateral.

3) *Lesões hemisféricas e corticais*

- nas lesões corticais, o prejuízo é contralateral, tanto para testes dicóticos como monóticos. A maioria dos testes que não utilizam sons verbais também mostram alteração contralateral, com exceção do padrão de duração e de freqüência (testes monoaurais).

4) *Disfunção inter-hemisférica (corpo caloso)*

- nos testes dicóticos, a orelha afetada é a contralateral, por isso também espera-se maior prejuízo da orelha esquerda (que envia a informação ao hemisfério direito e, depois, ao esquerdo, quando o estímulo é verbal);
- no teste de padrão de freqüência, a resposta também pode mostrar a lesão nas duas orelhas porque o hemisfério direito capta a extensão acústica e o esquerdo a converte na reposta lingüística (agudo-grave).

5) *Uso em crianças com distúrbio de aprendizagem*

- utiliza-se o PSI para crianças de 3 a 6 anos e os demais testes para crianças acima de 6 anos, dependendo de suas habilidades de linguagem;
- estudos demonstram que distúrbios de aprendizagem em crianças podem apresentar três causas: neurológica, maturacional e de desenvolvimento, além das influências das questões ambientais e emocionais.

Nem todas as crianças com distúrbio de aprendizagem têm problemas de PA, e nem todas com distúrbio de PA têm problemas de aprendizagem.

Estudos têm mostrado que outras questões estão presentes: déficit visual, de atenção, cognitivo, social, e por isso também devem ser avaliadas por especialistas.

6) *Uso de Testes Eletrofisiológicos*

O ideal seria poder associar os testes comportamentais aos testes objetivos, principalmente aqueles que avaliam as funções mais cognitivas, como o P300 e a latência tardia.

Referências Bibliográficas

ALMEIDA, K. & IORIO, M. C. M. *Próteses auditivas: fundamentos teóricos e aplicações clínicas*. São Paulo: Ed Lovise, 1996. 143

ASSAF, A. M. L. Estudo Prospectivo das Emissões Otoacústicas Evocadas Transientes em recém-nascidos a termo até cinco semanas, São Paulo, Tese de Mestrado, Pontifícia Universidade Católica de São Paulo, 1999.

AZEVEDO, M. F. Desenvolvimento auditivo de crianças normais e de alto risco: estudo comparativo das respostas comportamentais a estímulos sonoros. São Paulo, Tese de Doutorado, Universidade Federal de S. Paulo – EPM, 1993.

AZEVEDO, M. F. Avaliação subjetiva da audição no primeiro ano de vida. *Tem. Desenv.*, *1*(3):11-14, 1991.

AZEVEDO, M. F. Programa de prevenção e identificação precoce dos distúrbios da audição. *In*: SCHOCHAT, E. *Processamento auditivo*. 1ª ed., São Paulo: Lovise, 1996.

AZEVEDO, M. F. & PEREIRA, L. D. Terapia para desordem do processamento auditivo central em crianças. *In*: PEREIRA, L. D. & SCHOCHAT, E.: *Processamento auditivo central – manual de avaliação*. 1ª ed., São Paulo: Lovise, 1997.

AZEVEDO, M. F.; PEREIRA, L. D.; VILANOVA, L. C.; GOULART, A. L. Avaliação do processamento auditivo central: identificação de crianças de risco para alteração de linguagem e aprendizado durante o primeiro ano de vida. *In*: MARCHESAN, I. Q.; BOLAFFI, C.; GOMES, I. C. D.; ZORZI, J. L. *Tópicos em fonoaudiologia*. 1ª ed., vol. II. São Paulo: Lovise, 1995.

BALKANY, T. TELISCHI, F. T.; McCOY, M. J.; LONSBURY-MARTIN, B. L.; MARTIN, G. K. Otoacoustic emissions en otologic practice. *Am. J. Otol.* *15*(1):29-38, 1994.

BASSETO, M. C. A. Emissões otoacústicas evocadas transientes: Estudo da amplitude de resposta em recém-nascidos a termo e pré-termo. São Paulo, Tese de Doutorado Universidade Federal de São Paulo – EPM, 1998.

BESS, F. *Fundamentos de audiologia*. São Paulo: Ed. Artes Médicas, 1998.

BONFILS, P.; AVAN, P. Distortion product otoacoustic emissions. *Arch Otolaryngol Head Neck Surg.*, 118:1069-1076, 1992.

BONFILS, P.; AVAN, P.; FRANCOIS, M.; TROTOUX, J.; NARCY, P. Distortion product otoacoustic emissions in neonates: normative data. *Acta Otolaryngologica*, 112:739-744, 1992.

BONFILS, P.; FRANCOIS, M.; AVAN, P.; LONDERO, A.; TROTOUX, J. NARCY, P. Spontaneous and evoked otoacoustic emissions in preterm neonates. *Laryngoscope*, 102:182-186, 1992.

BONFILS, P.; NARCY, P. Auditore screening of infants using evoked otoacoustic emissions. *Audiology in practice*, 3:4-6, 1989.

BONFILS, P.; UZIEL, A.; PUJOL, R. Screening for auditory dysfunction in infants by evoked oto-acoustic emissions. *Arch Otolaryngol Head Neck Surg.*, 114:887-890, 1988.

BRAZELTON, T. B. The Manual. *In*: ____. *Neonatal behavioral assessment scale*. 2ª ed., Philadelphia: Spastics International Medical Publications, 1984.

BUREAU INTERNACIONAL DE FONOAUDIOLOGIA (1996) Recomendação nº 02/1. www.biap.org, 2002.

BUSCH, R. Emissões otoacústicas por produto de distorção em neonatos nascidos a termo. São Paulo, Monografia, Universidade Federal de São Paulo – EPM, 1998.

CAOVILLA, H. H.; GANANÇA, M. M.; MUNHOZ, M. S. L.; SILVA, M. L. G. *Equilibriometria clínica*. São Paulo: Atheneu, 1999, 158 pp., vol. 1, Série Otoneurológica.

CARVALLO, R. M. M. Medidas de imitância acústica em crianças de 0 a 8 meses de idade. São Paulo, Tese de Doutorado, Universidade Federal de S. Paulo – EPM, 1992.

CARVALLO, R. M. M; LICHTIG, I. *Audição: abordagens atuais*. São Paulo: Pró-fono, 1997.

CASTRO Jr., N. P. Do estudo da audiometria de tronco cerebral em neonatos normais e de alto risco. São Paulo, Tese de Doutorado, Universidade Federal de S. Paulo – EPM, 1991.

CHANG; K. W.; VOHR, B. R.; NORTON, S. J.; LEKAS, M. D. External and middle ear status related to evoked otoacoustic emission in neonates. *Arch. Otolaryngol Head Neck Surg.*, 119:276-282, 1993.

CHAPCHAP, M. J. Triagem auditiva universal e emissões otoacústicas: novos conceitos em berçário. *Anais do I Congresso Paulista dos Distúrbios da Comunicação Humana*, 1996, p. 59.

CHAPCHAP, M. J. *Detecção precoce da deficiência auditiva RN*. 4ª ed., São Paulo: Sarvier, 1995, pp. 561-567.

CHAPCHAP, M. M. J. & SEGRE, C. M. Universal newborn hearing screening and transient evoked otoacoustics emissions: new concepts in Brazil.

3rd International Congress of Paediatric Audiology, Copenhague, Dinamarca, 2000.

COSTA, S. A. Avaliação da resposta de movimentação da cabeça, em direção ao som, em crianças: evolução no primeiro semestre de vida. São Paulo, Tese de Doutorado, Universidade Federal de S. Paulo – EPM, 1998.

COSTA, S. A. & FUKUDA, Y. Audição em neonatos: um estudo a respeito da resposta de orientação ao som. *Rev. Paul. Pediatr.*, *11*(4): 230-236, 1993.

CRUZ, O. *et al. Otorrinolaringologia: princípios e prática.* São Paulo: Ed. Artes Médicas, 1994.

DAVIS, H., SILVERMAN, R. *Hearing and deafness*, Rinehart & Wiston, Nova York, 1970.

DOYLE, K. J.; SININGER, Y.; STARR, A. Auditory neuropathy in childhood. *Laryngoscope*, 108: 1374-1377, 1998.

ECKLEY, C. A.; DUPRAT, A.; LOPES FILHO, O. Revisão: emissões otoacústicas. *Rev. Bras. de Otorrinolaringol.*, *59*(1):41-44, 1993.

FINITZO, T., ALBRIGHT, K., O'NEAL, J. The newborn with hearing loss: detection in the nursery. *Pediatrics*, 102:1452-1460, 1998.

GALAMBOS, C. S. & GALAMBOS, R. Brainstem evoked response audiometry in newborn hearing screening. *Arch. Otolaryngol. Head and Neck Surgery*, 105: 86-90, 1979.

GAMA, M. *Percepção da fala: uma proposta de avaliação qualitativa*, São Paulo, Pancast, 1994.

GANANÇA, M. M. *Vertigem tem cura?* São Paulo: Lemos Editorial, 1998, 301 pp.

GANANÇA, M. M.; MANGABEIRA ALBERNAZ, P. L.; CAOVILLA, H. H. ITO, Y. I. Exame vestibular. *In*: 34º ENCONTRO DE ESPECIALISTAS: AVANÇOS EM LABIRINTOLOGIA. São Paulo, 1983, *Anais*. São Paulo: Aché, 1983, pp. 45-80.

GANANÇA, M. M.; MANNO VIEIRA, R.; CAOVILLA, H. H. *Princípios em otoneurologia*. São Paulo: Atheneu, 1998, 134 pp., vol. 1, Série Distúrbios da Comunicação Humana.

GATTAZ, G.; CERRUTI, V. Q. O uso do registro das EOAE para triagem auditiva em neonatos de risco para deficiência auditiva, *Rev. Paul. Pediat.*, *12* (3), 1994.

GLATTKE, T. J.; ROBINETTE, M. S. Transient evoked otoacoustic emissions. *Otoacoustic Emissions Clinical Aplications*, edit. Thieme, 1997.

GOLD, T. *apud* Kemp, D. Otoacoustic emissions in perspective. *Otoacoustic Emissions Clinical Aplications*, edit Thieme, 1997.

GOLDSTEIN, B. A., NEUMAN, C. In to mask, and how to mask. *Audiol. Hear. Educ.* 1979; *5*(1): 5-7, 16; *5*(2): 8-10.

JERGER, S. Speech audiometry. In JERGER, S. *Pediatric Audiology*, San Diego, College Hill Press, 1984.

JEWETT, D. L. & WILLINSTON, J. S. Auditory-evoked far fields averaged from the scalp of humans. *Brain*, 94:681-696, 1971.

JOINT COMMITTEE ON INFANT HEARING. 1994 – Position Statement. *Audiology Today*, *6* (6):6-9, 1994.

KATZ, J. *Tratado de audiologia clínica*. São Paulo: Ed. Manole, 1985.

KEI, J.; MCPHERSON, B.; SMYTH, V.; LATHAMMM, S.; LOSCHER, J. Transient evoked otoacoustic emissions in infants: effects of gender, ear asymetry and activity status. *Audiology*, 36:61-71, 1997.

KEMP, D. T. Otoacoustic emissions: basic facts and applications. *Audiology in Practice*, 3:1-4, 1989.

KEMP, D. T. Stimulated acoustic emissions from within the human auditory system, *J. Acoust. Soc. Am. 64* (5):1386-1392, 1978.

KENNEDY, C. R.; KIMM, L.; DEES, D. C.; CAMPBELL, M. J.; THORNTON, A. R. D. Controlled trial of universal neonatal screening for early identification of permanent childhood hearing impairment. *Lancet*, 352:1957-64, 1998.

KIMBERLEY, B. P.; BROWN, D. K.; ALLEN, J. B. Distortion product otoacoustic emission and sensorioneural hearing loss – otoacoustic. *Emissions Clinical Aplications*, edit Thieme, 1997.

KOK, M. R.; ZANTEM, G. A.; BROCAAR, M. P.; JONGEJAN, H. T. M. Click-evoked oto-acoustic emissions in very-low-birth-weight infants: a cross-sectional data analysis. *Audiology*, 33:152-164, 1994.

LEMOS, S. M. A.; RUFINO, A. C.; CARDOSO, R. M.; RESEGUE, R.; VENTURA, R. N.; AZEVEDO, M. F. – Reconhecimento do nome: idade de ocorrência em crianças nascidas a termo. *In*: 15º Encontro Internacional de Audiologia HRAC-USP, Bauru, *Anais*, 2000.

LETOURNEAU, K. S.; MCDERMONTT, C.; VOHR, B. R. Factors affecting maternal anxiety in a Universal Newborn Hearing Screening Program *Instructional Course* – AAA, março de 2000.

LIDÉN, G. & KANKKUNEM, A. – Visual reinforcement audiometry. *Acta Otolaryngol.*, *67*:281-292, 1969.

LONSBURY-MARTIN, B. L.; MARTIN, G. K.; WHITEHEAD, M. L. Distortion Product otoacosutic emission. *Otoacoustic Emissions Clinical Aplications*, edit Thieme, 1997.

LOPES FILHO, O. *O tratado de fonoaudiologia*. São Paulo: Ed. Roca, 1997.

LOPES FILHO, O.; CARLOS, R.; THOMÉ, D.; ECKLEY, C. Emissões otoacústicas transitórias e produtos de distorção na avaliação da audição em recém-nascidos com poucas horas de vida. *Rev. Bras. de Otorrinol.*, *62* (3):220-228, 1996.

MANGABEIRA ALBERNAZ, P. L. & GANANÇA, M. M. *Vertigem: estudo clínico da função labiríntica*. São Paulo: Moderna, 1976, 174 pp.

MANGABEIRA ALBERNAZ, P. L.; GANANÇA, M. M. *Atlas de electronistagmografia*. São Paulo: Editamed, 1977, 38 pp.

MANGABEIRA ALBERNAZ, P. L.; GANANÇA, M. M.; CAOVILLA, H. H.; ITO, Y. I.; CASTRO, H. D. *Atlas de vecto-electronistagmografia*. São Paulo: Aché, 1984, 60 pp.

MARCO, J.; MORANT, A.; CABALLERO, J.; ORTELLS, I. PAREDES, C.; BRINES, J. Distortion product otoacoustic emissions in heathy newborns: normative data. *Acta Otolaryngol.*, 115:187-189, 1995.

MÖLLER, A. R.; JANNETTA, P.; BENNETT, M.; MÖLLER, M. B. Intracranially recorded responses from human auditory nerve: new insights into the origin of brainstem evoked potentials. *Electroencephalography and Clinical Neurophysiology*, 52:18-27, 1981.

MOR, R.; FRAGOSO, M.; TAGUCHI, C. K.; FIGUEIREDO, J. F. R. *Vestibulometria e fonoaudiologia – como realizar e interpretar*. São Paulo: Lovise, 2000, 186 pp.

MUIR, D. W.; CLIFTON, R. K.; CLARKSON, M. G. The development of a human auditory localization response: a U-shaped function. *Can. J. Psychol.*, *43* (2):199-216, 1989.

NATIONAL CONSORTIUM ON NEWBORN HEARING SCREENING (1995) *apud* BRANDT CULPEPPER. Neonatal screening via evoked otoacoustic emissions. *Otoacoustic Emissions Clinical Aplications,* edit Thieme, 1997.

NORTHERN, J. L. & DOWNS, M. P. – Behavioral hearing testing of children. *In:* ____. *Hearing in children*. 4ª ed., Baltimore: Williams & Wilkins, 1991.

NORTHERN, J, GABBARD, S. Reflexo acústico in Jack Kath. *Tratado de audiologia clínica*. São Paulo, Manole, 1999.

PAPAS, D. G. *Barany's history of vestibular physiology*. Annals of Otology, Rhinology & Laryngology (Suppl.), 110, *93*(2):0-15, 1984.

PARRADO, M. E. S. Estudo comparativo da utilização das emissões otoacústicas evocadas e da audiometria de tronco cerebral em recém-nascidos a termo. São Paulo, Tese de Mestrado, Pontifícia Universidade Católica de São Paulo, 1994.

PAZOTI, J. A. Emissões otoacústicas por produto de distorção em indivíduos com audição normal e indivíduos com perda auditiva de origem coclear. São Paulo, Monografia, Universidade Federal de São Paulo – EPM.

PECK, J. E. Development of hearing. Part II. Embriology. *J. Am. Acad. Audiol.*, 5:359-65, 1994.

PÉREZ, N.; ERECHUN, R.; OLLETA, M. I.; GARCÍA-TAPIA, R. Distortion product otoacoustic emissions in normally hearing subjects: *Revista Española de Fisiologia, 49* (3): 169-174, 1993.

PROBST, R.; HARRIS, F. P. Transiently evoked and distortion product otoacoustic emissions. *Arch Otolaryngol Head Neck Surg.*, 119:858-860, 1993.

RUFINO, A. C., PIRES, F. T; BASETTO, M. C. A. Incidência dos tipos de curvas timpanométricas em recém-nascidos a termo e pré-termo. *Fono Atual, 2* (6):20-23, 1998.

RUSSO, I; SANTOS, T. M. M. *A prática da audiologia clínica*. São Paulo: Cortez, 1986.

RUSSO, I. C. P. & SANTOS, T. M. M. *Audiologia Infantil*. 4ª ed., São Paulo: Cortez, 1994.

SACALOSKI, M.; SUZUKI, M. R.; AZEVEDO, M. F. O estudo do fenômeno de habituação em bebês pré-termo de risco. *Pró-Fono*, 5 (2): 26-8, 1993.

SILVA, M. L. G. da; MUNHOZ, M. S. L.; GANANÇA, M. M.; CAOVILLA, H. H. *Quadros clínicos otoneurológicos mais comuns*. São Paulo: Atheneu, 2000, 240 pp.

SOARES, E.; GUERREIRO, S. M. A.; AZEVEDO, M. F. Estudo comparativo das triagens auditivas por emissões otoacústicas evocadas transientes, observação comportamental e medidas de imitância acústica em crianças com e sem risco para deficiência Auditiva. *Rev. Bras. de Otorrinolaringologia, 64* (3):221- 227, 1998.

SUZUKI, T. & OGIBA, Y. Conditioned orientation reflex. *Arch. Otolaryngol.*, 74:192-198, 1961.

TANDON, O. P. & KRISHNA, S. V. S. R. Brainstem auditory evoked potentials in children: a normative study. *Indian Pediatrics, 27* (7):737-740, 1990.

UZIEL, A.; PIRON, J. P. Evoked Otoacoustic emissions from normal newborns and babies admitted to an intensive care baby unit. *Acta Otolaryngol. (Stockh)*, 482:85-91, 1991.

VALLEJO, J. C.; SOARES, E.; CHIRIBOGA, L. M. Análise do padrão de respostas em neonatos normais para emissões otoacústicas evocadas por produto de distorção. *Rev. Bras. de Otorrinolaringologia, 64*(3):251-254, 1998.

VINCK, B. M. M.; DE VEL, E.; MINXU, Z.; CAUWENBERGE, P. B. Distortion product otoacoustic emissions: a normative study. *Audiology, 35*:231-245, 1996.

VONO-COUBE, C. Z. Emissões otoacústicas evocadas por produto de distorção em indivíduos com audição normal. São Paulo, Tese de Mestrado. Pontifícia Universidade Católica de São Paulo, 1997.

WHITE, R. K.; VOHR, B.; BEHRENS, T. R. Universal hearing screening using transient evoked otoacoustic emission: results of the Rhode Island Hearing Assessment Project. *Seminars in Hearing, 14*(1):18-29, 1993.

WIDEN, J. E. Evoked Otoacoustic Emissions in children. *Otoacoustic Emissions Clinical Aplications*, edit Thieme, 1997.

ZIMMERMAN, M. C.; MORGAN, D. E. & DUBNO, J. R. Auditory brain stem evoked response characteristics in developing infants. *Ann. Otol. Rhinol. Laryngol.*, 96:291-299, 1987.

As Autoras

Marcia Regina Gama
Fonoaudióloga (mestre em Distúrbios da Comunicação pela PUC-SP; doutoranda pelo Instituto de Psicologia no Progama de Neurociências e Cognição da USP; professora na Faculdade de Fonoaudiologia da Universidade São Camilo; Universidade São Francisco; Universidade Guarulhos; atualmente, coordenadora do Curso de Fonoaudiologia da Universidade São Francisco).

Elaine Soares
Fonoaudióloga (mestre em Distúrbios da Comunicação Humana pela UNIFESP; professora na Faculdade de Fonoaudiologia da Universidade Metodista de Piracicaba, SP, UNIMEP).

Carla Gentile Matas
Fonoaudióloga (doutora em Distúrbios da Comunicação Humana pela UNIFESP – Escola Paulista de Medicina; professora do Curso de Fonoaudiologia – Departamento de Fisioterapia, Fonoaudiologia e Terapia Ocupacional da Faculdade de Medicina da USP).

Selma Anequini Costa
Fonoaudióloga (doutora em Distúrbios da Comunicação Humana pela UNIFESP – Escola Paulista de Medicina; professora na Faculdade de Fonoaudiologia da Universidade Camilo Castelo Branco e da PUC-SP).

Yara Aparecida Bohlsen
Fonoaudióloga (mestre em Distúrbios da Comunicação pela PUC-SP; doutoranda em Distúrbios da Comunicação Humana pela UNIFESP; Professora na Faculdade de Fonoaudiologia da PUC-SP).

Maria Lucia Bertoncini Torres
Fonoaudióloga do Hospital de Aeronáutica de São Paulo; mestre em Distúrbios da Comunicação Humana pela UNIFESP.

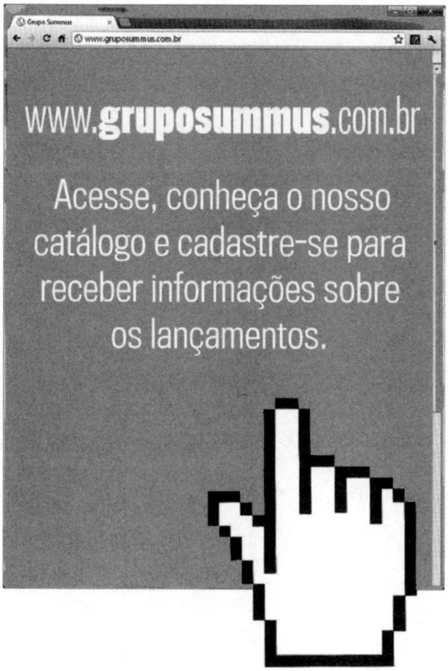
Grupo Summus
www.gruposummus.com.br
www.gruposummus.com.br
Acesse, conheça o nosso catálogo e cadastre-se para receber informações sobre os lançamentos.

www.gruposummus.com.br

IMPRESSO NA
GRÁFICA sumago
sumago gráfica editorial ltda
rua itauna, 789 vila maria
02111-031 são paulo sp
tel e fax 11 2955 5636
sumago@sumago.com.br